喻嘉言
养生法

主　编　熊积禄

副主编　刘春援　胡初向

全国百佳图书出版单位
中国中医药出版社
·北 京·

图书在版编目（CIP）数据

喻嘉言养生法 / 熊积禄主编 . -- 北京 : 中国中医
药出版社 , 2025. 4

ISBN 978-7-5132-9417-1

Ⅰ . R212

中国国家版本馆 CIP 数据核字第 2025BF4810 号

中国中医药出版社出版

北京经济技术开发区科创十三街 31 号院二区 8 号楼
邮政编码　100176
传真　010-64405721
廊坊市佳艺印务有限公司印刷
各地新华书店经销

开本 710×1000　1/16　印张 10　字数 127 千字
2025 年 4 月第 1 版　2025 年 4 月第 1 次印刷
书号　ISBN 978-7-5132-9417-1

定价　80.00 元
网址　www.cptcm.com

服 务 热 线　010-64405510
购 书 热 线　010-89535836
维 权 打 假　010-64405753

微信服务号　zgzyycbs
微商城网址　https://kdt.im/LIdUGr
官 方 微 博　http://e.weibo.com/cptcm
天猫旗舰店网址　https://zgzyycbs.tmall.com

如有印装质量问题请与本社出版部联系（010-64405510）

编写说明

在中华文明悠久的历史长河中，中医药作为一颗璀璨明珠，不仅承载着千年的智慧结晶，更是中华民族对生命奥秘不懈探索的真实写照。其中，明末清初的喻嘉言是当时著名的医药学家之一，以其深厚的学识和独特的诊疗方法闻名于世，他不仅精通内科、外科等多种病证的诊治，而且特别注重疾病预防及养生之道的研究与实践。他所倡导的养生理念至今仍被广泛推崇，为后世留下了宝贵的遗产。

随着现代社会生活节奏加快，人们面临着前所未有的健康挑战。如何有效应对这些问题，保持良好的身心状态，成为当今社会广泛关注的话题。

为了将中医药宝库中的理论与实践经验服务于现代社会生活，我们编纂了这本《喻嘉言养生法》。

《喻嘉言养生法》一书，旨在深入挖掘并整理喻嘉言关于养生保健的思想精髓，并结合现代人的生活习惯及健康需求进行解读。本书适合所有关注自身健康、渴望学习更多有关中医养生知识的朋友阅读，也适合作为家庭健康管理的参考书籍。无论是初学者还是有一定中医基础的学习者、中医爱好者，都能从中获得宝贵的知识与灵感。同时，我们期待着这本书能成为连接过去与未来的一座桥梁——让古老的智慧焕发新的生命力，服务于当今社会大众的健康事业。我们也希望每一位翻开此书的朋友都能够从中获得灵感与启发，学会运用这些古老而智慧的方法来照顾好自己和家人的健康。通过这些珍贵的内容帮助广大读者更好地理解并应用传统中医养生原则于日常生活，从而促进身心健康，提高生活质量，达到延年益寿的目的。

我们在编写过程中，借鉴了相关中医养生的文献和丛书，在此向各位老师表示诚挚的感恩！最后，衷心感谢每一位参与此书编辑出版工作的同人们，正是有了你们的支持和帮助，《喻嘉言养生法》才能顺利面世。书中难免存在错误之处，敬请广大读者谅解并批评指正！

熊积禄

2024年12月13日

以嘉言之法
統養生之方

唐祖宣
2024年9月28日

唐祖宣　国医大师，中国中医科学院学部委员，享受国务院政府特殊津贴中医专家，全国人大代表。

取法嘉言

顺阴阳之道

衡身心之象

皮持衡

甲辰冬

皮持衡　国医大师。

调息顺阴阳，养性合天常。
静心观万物，长寿乐无疆。

宋南昌

2024年9月2日

　　宋南昌　江西省首届国医名师、江西省名中医，全国老中医药专家学术经验继承工作指导老师，国家中医药管理局"十一五""十二五"重点专科及国家临床重点专科学术带头人。

喻嘉言在明末清初的医学星空中,绝对是一颗太白金星,朝升夕显,煌煌有烂,光照环宇。论思想,他洞透古今,掉阖上下,指陈得失,议论风发,鲜有望其项背者;论文采,他口吐莲花,眉传瑞锦,笔下惊涛,波诡云谲,真能卷起千堆雪;论情性,他混迹尘埃,出入三教,睥睨人世,率性而终,至死不输一局棋。

喻嘉言是个有思想的人,他是江西医家中最具理论创造精神的代表性人物。他的名著《尚论篇》《医门法律》《寓意草》全部入选《四库全书》。喻嘉言的"大气论""秋燥论""脾胃理论""幼科医论""三纲鼎立"等说,均独树一帜,为世人所推崇。其中,"秋燥论"是《素问》"秋伤于湿"的驳误之作,"大气论"是《黄帝内经》"大气"的发挥之作,均不同程度地深化了《黄帝内经》理论研究,而"三纲鼎立"是揭橥《伤寒论》纲领的法窍之作,对提高临床思维富有启示作用。

"秋燥论"是喻嘉言《医门法律》中的一篇,该篇提出了"秋伤于燥"这一著名命题,并对燥邪的性质、致病特点及治疗方法等进行了比较系统而全面的论述,颇有发明,受到后世广为推崇。

喻氏"秋燥论"首先辨正《黄帝内经》"秋伤于湿"之误,应为"秋伤于燥",认为四时六气各有所主,四时所伤,多伤于其主令之气,这是符合自然气候变化的客观规律和临床实际的。

喻氏"秋燥论"中对燥气致病的病机进行了深入的阐发，并引证《黄帝内经》"燥胜则干"之论，说明燥气致病以干燥为特点。其临床表现，在外为皮肤干燥皲揭；在内则津液耗竭，精血枯涸，肉烁而皮著于骨。究其原因，皆由于燥气所伤。论其病机，则为燥气过甚，戕伐肺金。

至于燥气为病的治疗，喻氏主张清燥救肺，以甘柔滋润之品组方，使肺气得润，治节有权，清肃之令得行，则诸气之愤郁自解，诸痿及喘鸣皆愈。其所创制的清燥救肺汤，以霜桑叶清润肺金为君，配伍麦冬、阿胶、胡麻仁等滋肺润燥，石膏清肃肺热，枇杷叶润肺下气，并以人参、生甘草养肺胃之气津，而收培土生金之效。

"大气论"是喻嘉言学习研究《黄帝内经》的心得体会。喻氏根据《素问·五运行大论》的"大气"说，体会到天地间万事万物的生成变化皆源于大气，大气的运动不息是自然界一切运动变化的根源，天地间一切有生之物的发展过程都是大气作用的结果。他特别强调有形之物对无形之气的依赖作用。

喻氏认为，人与天地相应，人的生命活动及生命过程都与人自身的大气密切相关。人的气血循行环流及一切生命活动无不依赖于胸中大气的推动和维持。

他认为大气抟聚于胸中，包举于心肺周围。胸中大气既不同于膻中之气，也有别于宗气、营气和卫气。胸中大气是诸气之总司，具有统摄和推动的作用。

胸中大气的本质就是胸中阳气。喻氏"大气论"为临床治疗胸中大气异常造成的疾病提供了可借鉴的有益参考。他特别强调临床治病要注意保护胸中大气，用药不可误伤胸中大气，以免造成次生患害，这对指导临床治疗用药具有积极意义。

"三纲鼎立"是喻嘉言研究《伤寒论》的发明。喻嘉言受"风伤卫""寒伤营""风寒两伤营卫说"的启发，在《尚论篇·论太阳伤寒证治大意》中提出："风则伤卫，寒则伤营，风寒兼受，则营卫两伤，三者之病，各分疆界。仲景之桂枝汤、麻黄汤、大青龙汤，鼎足大纲，三法分三证。"风伤卫指风邪入卫则脉外浮，用桂枝汤解肌；寒伤营指寒性收引则腠理闭密，用麻黄汤散邪外出；风寒两伤营卫，腠理闭而烦躁则用大青龙汤。后来，学界把他的这种观点称为"三纲鼎立"学说。喻嘉言这种把病机和方药结合的思想体现了他对《伤寒论》的创新性理解，是《伤寒论》错简重订派的主要学术思想之一。喻嘉言所著《尚论篇》为研究《伤寒论》提供了新的思路，后代医家张璐、吴谦、吴仪洛、程应旄等人在"三纲鼎立"学说的基础上对《伤寒论》进行了更多的阐释发挥。

喻嘉言是个有文采的人。《清史稿》称其"幼能文"，年轻时就是写文章的一把好手，惜其只有医书遗世，诗文诔颂未有片纸流传。然喻氏医书绝非一般郎中之作，其遣词之精警，造句之瑰异，往往有鬼斧神工之妙。读其序，览其论，研其医案，无不令人称奇，叹为观止。

如《尚论篇》自序："昌不揣，尝慨仲景《伤寒论》一书，天苞地符，为众法之宗，群方之祖，杂以后人知见，反为尘饭土羹，莫适于用！兹特以自然之理，引申触类，阐发神明，重开生面，读之快然，觉无余憾。"盛赞仲景之后，指陈时弊一针见血，敢于担当毫不含糊。

又如《寓意草》自序云："夫人生驱光逐景，偶影同游，欣慨交心，况于生死安危，忍怀侥幸。芸芸者物也，何以不格？昭昭者知也，何以不致？惟虚惟无，萌于太素者意也，何以不诚？格一物即致一知，尚恐逐物求知，乃终日勘病，不知病为何物，而欲望其意之随举随当也，不亦难乎？"医之所系，生死安危，岂可侥幸？医者意也，格物致知，何以不诚？勘病唯真，随举随当，谈何容易！

《寓意草》李萍槎案载："老先生工体清瘦，淡泊于静以御神，病邪无以窃入，虽食饮素约，然三日始一更衣，出孔比入孔尤约，故精神有余，足以虑周当世，而中外倚毗壮猷。"案主形貌，一如曹雪芹笔下人物，清爽可爱，而食饮如厕之事，更显其文学描摹功夫。

最让人称美的是《秋燥论》写秋天："新秋月华露湛，星润渊澄，天香遍野，万宝垂实，归之燥政？迨至山空月小，水落石出，天降繁霜，地凝白卤，一往坚急劲切之化……"（《医门法律·伤燥门》）完全是诗化的语言，其意境，其标格，医学史上空前绝后，无与伦比。

喻嘉言也是个性情中人。他生当鼎革之世，家国之情，血气之性，均在时局的激荡风云中，或撕裂，或摔打，或锤炼，有时豪情满怀，有时慷慨悲歌，有时潸然泪下。一生中既有色彩斑斓的一面，也有水墨暗淡的时候，但总的来说，他与钱谦益、李延昰为友俦，终为一代堂正之士。

喻氏少年聪颖，博极群书，"学足以达三才，智足以周万物"，自命不凡，然科场淹滞，久久不拔。四十五岁中了个副榜，按捺不住愤青的性子，上书言策，欲有所为，其精神气概可见一斑。

喻氏寓居京城多年，眼看着幽燕大地虬攀荼盘，景山之上鸦鸣雀噪，紫禁城中梁柱将圮，知道大明气数已尽，转而批鬏为僧，想在梵宫空门中寻个清净去处。

但喻氏毕竟是志意难平之士，心中未了怎耐得木鱼声声，蓄发还俗也就顺理成章。从此，遁迹医林的他竹杖芒鞋，浪游三吴，"爰放情于江海，甘取逸于邱樊"，后即侨居常熟，课徒授业，终老于斯。喻氏悬壶之余，颇能坐隐，八十岁时手谈三昼夜，无疾而终，成为杏林一段永久的传奇。

因为有思想，人生才会有智慧；因为有文采，人生才会有光辉；因为有情性，人生才会更真实。善养生者，若能取法喻嘉言，必得此中三昧矣。欣逢《喻嘉言养生法》出版，谨为序。

蒋力生
序于江西中医药大学健康养生研究所
2024年1月18日

目录

第一章

修 德 法

　　德，即道德，品德，品行。修德，即道德修养。养生必先养德，养德方能养生，大德必得其寿，即道德崇高者可以长寿。德者寿，仁者寿。如《礼记·中庸》引孔子："故大德……必得其寿。"注重突出个人养德的主动性，来达到道德自我完善的境界，是长寿的基本要素。要把道德修养、品德仁爱作为养生之最高准则，就是要符合道之德，只有道德俱足的人，才能达到修心养身的最高境界。现代心身医学理论认为，人是大脑皮层统率的完善生物体，因此，心理因素对人的健康有着极其重要的作用。道德感是人的一种社会性高级情感。自我道德感的满足，缓解了这方面的情感矛盾，减少了心理冲突，并通过大脑皮层给生理机制带来良性影响，从而有益于人的健康。明·吕坤《呻吟语》说："仁者寿，生理完也。"即仁者在形、神诸方面都完全具备了有利于生命延续的全部积极因素。

　　长期的养生理论与实践研究使我们认识到：当下养生首先要做好四点：一是要把握当下，听党话，跟党走，天天都是好日子。二是要认真读书，积极吸收新知识，静以修身，俭以养德。三是要有包容和关怀之心，与家人及同事友好相处，维持良好的人际关系。四是要保持身心健康，注重医疗保健，有道德信仰，多做利国、利民、对社会有利益的好事、善事，寻找精神上的快乐与寄托，遇事顺其自然而为，用爱人之心做事，用感恩之心做人。

一、喻嘉言修德养生理论

（一）医者标格

【原文】夫医者，非仁爱之士不可托也，非聪明达理不可任也，非廉洁淳良不可信也。是以古人用医，必选明良，其德能仁恕博爱，其智能宣扬曲解，能知天地神祇之次，能明性命吉凶之数，处虚实之分，定顺逆之节，原疾病之轻重，而量药剂之多少，贯微洞幽，不失细少，如此乃为良医，岂区区俗学能之哉？（《医门法律·卷一·先哲格言》）

【释义】作为医生，如果没有仁爱之心，就不可托付于他；头脑不清晰、知识不渊博不可以担当医生之重任；不是廉洁善良的人不可以信任。所以，古人选择医生，必须用聪明善良的。考其品德能力，既具有仁恕博爱之心，又能够辨识真伪曲直，能够知道天地神明的顺序，能够明白性命吉凶之命运。掌握、分辨疾病的虚实，确定疾病顺逆的时机，推求疾病的轻重，度量用药的多少，贯穿微末，洞察深幽，不会放过任何细节，只有这样，才能成为良医，这岂是一般世俗流行之学的平庸之辈能够做到的呢？

　　本段原文论述了古代对于医生的高标准、严要求。不仅必须有仁爱之心和高尚的道德修养，还必须有渊博的学识、精湛的医术等。其中喻氏将仁爱之心和高尚的道德修养放在首位，并且身体力行，在他的一生当中都十分注重修德，忧国忧民，视患者为亲人。所以他一生健康长寿而少有疾病，年过八十放到今天都属于长寿之人。

（二）仁人仁术

1.医者与医术

【原文】医，仁术也。仁人君子，必笃于情。必笃于情，则视人犹己……（《医门法律·问病论》）

【释义】仁，《说文》："仁，亲也。"本意是对人友善，相爱。《论语·颜渊》："樊迟问仁，子曰：爱人。"仁是古代一种含义极广的道德观念。其核心是指人与人相互亲爱。本条原文的意思就是，医术就是仁术，医生就是仁人君子，必须忠实于自己的专业，必须一心一意对待患者，犹如对待自己。要急患者之所急，想患者之所想，并以自己高超的医术为患者解除痛苦，救死扶伤。

2.医道与医责

【原文】医之为道大矣，医之为任重矣。（《医门法律·自序》）

【释义】道，本指人行走的道路、坦途，后引申为道理、准则。在哲学上则用来说明世界的本原、本体、规律或原理。本条应为道理、原理，即医学的道理博大精深。"医之为任重矣"即指作为一个医生，其担负的责任重大。

医学是研究人体生命的科学，而人体生命是自然界中最宝贵的东西，正如《素问·宝命全形论》所说："天覆地载，万物悉备，莫贵于人……"而人类生命的奥秘（阴阳、五行、藏象、经络、气、血、津液、精、神、魂、魄、意、志、思、虑、智……）又是非常博大精深，此即喻嘉言所说的"医之为道大矣"。故为医者必须小心谨慎、一丝不苟，差之毫厘，谬以千里！临床来不得一丝一毫的马虎！

正因为医道之大，所以责任亦大。医道大，要求医生必须有精湛的医术；责任大，又要求医生必须有高尚的医德。而关于医术与医德，唐代名医孙思邈的《大医精诚》阐释得更加详细：所谓精诚，是有精和诚两个方面的要求的。精，就是如上所述，要求医者要有精湛的医术，认为医道是至精至微之事，亦即喻嘉言原文所说的医之为大道矣。所以习医之人必须博极医源，精勤不倦。诚，就是要求医者要有高尚的品德修养，以见患者之苦恼、痛苦，若己有之的感同身受之心，策发恻隐之心，进而发愿立誓，普救含灵之苦，且不得恃己所长，邀射名誉、经略财物等。这些就是喻嘉言所谓任重的内容。

医德，是医生的职业道德，而其他各行各业也应该像医生一样，都需要有良好的职业道德，如教师要有师德，演艺人员要有艺德……不论做任何工作，都要忠于职守，兢兢业业，善良守信，这就是修德。使自己成为一个道德高尚的人，具有高尚的道德，才有可能享受高龄的寿命。

（三）心系病患

1.推己及人

【原文】(昌）于此道无他长，但自少至老，耳目所及之病，无不静气微心，呼吸与会，始化我身为病身。负影只立，而呻吟愁毒恍惚而来，既化我心为病心。(《寓意草·自序》)

【释义】喻昌对医术没有特别的特长，只是从少到老，耳听目见患者时，无不静气小心，专心致志，一开始就把我自己的身体当作患者的身体。只身单影，孤身一人，此时恍惚听到呻吟声、愁苦怨毒声阵阵飘来，于是将我的心变化为了患者之心，处于患者的位置，设身处地知道了患者的痛苦。

以上原文即说明，作为医生，必须时时处处为患者着想。首先把自己当作患者，用自己的眼睛和耳朵细心去体验患者的病痛，意指医生在行医时必须心系患者，推己及人，用真心对待患者。

不仅是医生，任何人都要懂得换位思考，为他人着想，这样，人与人之间才能真正做到相亲相爱，社会也才能和谐、进步。人们在这种相亲相爱、和谐融洽的环境中生活，就会感受到真正的快乐与幸福，身心才能保持健康。

2.同心悯痛

【原文】即（昌）之一得微长，并蒙格外引契，参订俚案之近理者，命名《寓意草》。捐赀付梓，其意欲使四方周览之士，大破成局，同心悯痛，以登斯民于寿域，而为圣天子中兴燮理之一助云。（《寓意草·自序》）

【释义】喻昌在行医中积累了一些心得，临床稍有些许小长处，承蒙同人荐举，参酌商定，整理了（历年）医案中的那些近乎情理、合乎医理的内容撰成一书，命名为《寓意草》。并捐资付印，其宗旨在于使各地能够看到这本书的人们（医生），在临床上有新的眼界与格局，同心怜悯百姓之病痛，救患者于水火，救死扶伤，消除病痛，让广大百姓都达长寿之域，从而成为协同治理国家中兴的助手。

即便身为普通医生，也时时心怀广大百姓的健康，想到用自己的一技之长，历经之验，为同人打开眼界与格局，让临床医生少走弯路，让广大普通百姓都健康长寿，使国家兴旺发达。这是何等博大的胸怀，何等仁德的恩泽！

二、修德高寿者举隅

（一）重修德，善养生

彭祖

《搜神记·卷一》称："彭祖者，殷时大夫也，姓彭祖，名铿，帝颛顼之孙，陆终氏之中子。历夏而至商末，号七百岁。"而《神仙传》

则记录，彭祖是遗腹子，3岁又失去了母亲，由于战乱，一直过着流离失所的生活，但是，由于他注重修德，善于并精通各种养生术，所以一直活到800岁。

由于古代的纪年法与现代有所不同（据古时大彭氏国实行的"小花甲计岁法"推断，即60天为一年），据考证，800岁也相当于现在的140岁。

（二）爱自然，爱生活，上善若水

老子

关于老子的传说有许多版本，但关于老子的年龄，比较统一的说法是160岁。

从生平德行来看，他是一个非常注重道德修养、无为清净且严于律己的人；他诲人不倦，是一个对世界充满热爱、对生活充满热情、智慧无比的思想家；也是我国古代历史上伟大的哲学家。他的传世之作就是五千言的《道德经》，书中关于上善若水的论述充分体现了他的道德观与良好的道德修养。"上善若水，水利万物而不争。处众人之所恶，故几于道。居善地，心善渊，与善仁，言善信，政善治，事善能，动善时。夫唯不争，故无尤。"上善如水，水有利于万物却从不居功，所以接近于道。上善的人要像水那样安于卑下，心要像水那样深沉，交友要像水那样相亲，言语要像水那样真诚，为政要像水那样有条有理，办事要像水那样无所不能，行为要像水那样等待时机而动。正因为像水那样与万物无争，所以才没有烦恼。没有烦恼则无思想之患，无病无忧，故能享受天年。

现代生物学认为人的寿命等于生长期的五倍，即男性生长期是25年，女性生长期是23年，所以按照这个公式，人的自然寿命至少都是一百多岁。而现实中为什么大多数人没有活过一百岁呢？原因就是不善于养生。

（三）仁者爱人

孔子

孔子是我国古代思想家、教育家、儒家学派创始人。孔子道德教育的主要内容是礼和仁。其中，礼为道德规范，仁为最高道德准则。礼是仁的形式，仁是礼的内容，有了仁的精神，礼才真正充实。在道德修养方面，他提出树立志向、克己、践履躬行、内省、勇于改过等方法。

孔子幼年丧父，青年丧母，父亲逝后，家境贫寒，母亲逝后，孤独无依。但他并不讳言自己的苦出身，为了生活，吃苦耐劳，做过许多底层贫民的营生。他刻苦读书，果然"三十而立"成为中国古代杰出的教育家。他一生游历丰富，在漫长的游历中悟出精辟的人生哲理，并且在游历中生情怡情，在游历中悟道传道。他提出"仁者爱人"并践行，让自己成为一个人格和道德高尚的人。因此，他也享有73岁高龄。在当时社会平均年龄不足30岁的时代，73岁已是长寿之人。

（四）勤求古训，博采众方

张仲景

张仲景，东汉末年著名医家，其著述的传世之作《伤寒杂病论》对后世的医学发展具有重要的指导意义，并成为高等中医药大学的经典著作教材之一。在《伤寒论·序》中，体现了他强烈的忧国忧民及其担当医之重任的决心，也才有了伟大的医学著作的传世。也正是这种人格精神，成就了他高尚道德的修养，也享受了较高的年寿，在平均年龄只有27岁的东汉末年，张仲景享有65岁高龄，也体现了"德者寿"的规律。

（五）大医精诚

孙思邈

孙思邈是唐代著名的医药学家，中医医德规范的制定人。孙思邈自幼多病，立志学习经史百家著作，尤其热衷于医学知识。青年时期就开始行医乡里，并有良好的治疗效果。他对待患者，不管贫富老幼、怨亲善友都一视同仁，无论风雨寒暑、饥渴疲劳都求之必应，一心赴救，深为群众崇敬。当时的唐皇帝曾多次招他任国学博士、谏议大夫等职，均被他谢绝。他倾尽毕生精力致力于医药研究，为后世留下了非常宝贵的医药学著作，尤其是在医德方面，他身体力行，写下医家必遵的医德规范《大医精诚》。修德、修身、养生、善心之人当享受高龄长寿，孙思邈寿101岁。

（六）才高志远　忧国忧民

喻嘉言

喻嘉言作为本书主人公、明末清初三大名医之一，自幼聪慧，成年后胸有忧国忧民之志。45岁考中贡生，虽才高志远，但郁郁不得志，遁入空门又出禅攻医，对医术精益求精，对患者热情周到，注重修德，修身养性，精神矍铄，享年80岁。在其年近80高龄时还与国手李元兆对弈，长达3天3夜，局终胜而收子，溘然逝世。

（七）仁心仁术　德寿典范

邓铁涛

邓铁涛是中华人民共和国首届国医大师、广州中医药大学终身教授，博士生导师，全国中华中医药学会常务理事，广东省名老中医，内科专家。生平致力于中医药学研究，对医术精益求精，对患者极端热忱与负责，德行高尚。虽一生成就无数、救人无数、获奖无数，但从无追名逐利之心。他在笔记中写道："我能留给儿孙最大的遗产为仁心仁术，全心全意为人民服务。"如此高尚的人格与道德修养，成就了他104岁的高龄，亦是我们现实生活中的德者寿之典范。

第二章

怡 神 法

怡神是指怡养心神，如南朝何逊《七召》："今欲道足下以卫生之秘术，怡神之妙道，譬愈我于沉疴，若起尸于仙草。"《隋书·儒林传·刘炫》："玩文史以怡神，阅鱼鸟以散虑。"《旧唐书·顺宗纪》："而积疾未复至于经时，怡神保和常所不暇。"怡神养生法，就是通过怡情悦性，调理精神意识状态，达到抗衰防老、健康长寿的目的。中医学所谓"神"，始于阴阳相交而不能相离，正如《灵枢·本神》所说："两精相搏谓之神。"亦即说，怡神养生的本质，是使阴阳平和而百岁不衰，正如喻嘉言在《寓意草·论金道宾真阳上脱之症》中所说："夫人身之阴阳相抱而不脱，是以百年有常。"

一、喻嘉言怡神养生理论

（一）关于神的本质论述

【原文】夫人身之阴阳相抱而不脱，是以百年有常。（《寓意草·论金道宾真阳上脱之症》）

【释义】只要人身体中的阴阳是相互依存、维持动态平衡而不相互离决，人就能够活到一百岁而不衰。

【原文】真阳者，父母媾精时，一点真气结为露水小珠而成胎之

本也。(《寓意草·金道宾后案》)

【释义】所谓真阳，就是父精母血相结合而形成的、真气凝聚成为如同露水般的小珠是胚胎的根本。

以上两条原文都说明，人之神始于阴阳相交而不能相离。即神的本质，就是父母之精血相合而成的新生命，也可以说神的本质就是生命，而生命的外在体现就是神。神包括人的魂、魄、心、意、志、思、虑、智等。正如《灵枢·本神》所说："两精相搏谓之神，随神往来者谓之魂，并精而出入者谓之魄，所以任物者谓之心，心有所忆谓之意，意之所存谓之志，因志而存变谓之思，因思而远慕谓之虑，因虑而处物谓之智。"所以，神包括了人体生命活动的一切外在表现，也包括了人的精神意识思维活动。

（二）喻嘉言怡神的方法

1.怡神要保养肾中之真阳

【原文】肾为水脏，而真阳居于其中，在《易》坎中之阳为真阳，即此义也。真阳既以肾为窟宅，而潜伏水中，凝然不动，嘿与一身相管摄，是以足供百年之用。惟夫纵欲无度，肾水日歇，真阳之面目始露。(《寓意草·金道宾后案》)

【释义】肾在人体中是为属水之脏，而人体的真阳就居住在其中。在《易经》坎卦中之阳为真阳，就是说的这个意思。真阳是以肾作为窟宅（宿舍），而肾又为属水之脏，所以真阳其实是潜伏在水中而坚定不动，且与全身阳气相互管理与统摄，并且给人体提供足够使用一百年以上的阳气。只有纵欲无度，导致肾水日益枯竭的情况下，真阳才会露出真面目，即阴虚阳亢，水亏火旺，虚阳上亢。

原文中真阳乃神之物质基础，而肾阴又称之为真阴，是肾阳的物质基础。所以，肾中内寄真阴真阳（或言真火真水），共同为生命之根本。正常情况下，真阳（肾阳）必须潜藏在肾中而凝然不动，与肾阴互根互用。如此保养真阳，其提供的生命物质可以供人体使用至少一百年，此即怡神。如此则寿长，至少活过百岁。如果不懂得保养真阳而纵欲无度，则肾水日益枯竭，真阳耗尽，则寿命不保。纵欲，尤其是性欲过度，最易耗伤肾中真阴（肾精和肾水），又因人体中的阴阳是互根互用的（阴阳任何一方，都以对方的存在为自己存在的依据），所以，只要阴阳任何一方有所损伤，都会导致另一方的不足，甚至枯竭！这就是中医所说的阴损及阳或阳损及阴。纵欲最先伤的是肾精（阴）、真阴，真阴一伤，真阳无所依附，故亦随之耗伤而散，最后出现阴竭阳脱，阴阳离决，精气乃绝，寿命不保。

所以，怡神必须注意保养肾中之真阳，尤其要杜绝纵欲。

2.怡神必须积累和爱护阴精和阳气

【原文】惟是积精以自刚，积气以自卫，积神以自旺，再加平日之把持，庶乎参天之干，非斧斤所能骤伤者。(《寓意草·金道宾后案》)

【释义】唯有平日积累、爱护、保养好体内的阴精，则身体自然刚强；平日积累、爱护、保养好体内的阳气，则体内的卫气（免疫力和抵抗力）自然强盛。再加上平日能很好地把持自己，不纵欲，不妄自消耗阴精阳气，那么，身体自然就会像参天大树一样，不被突如其来的外力伤害。

所以，怡神的第二个方面，就是平日里要善于把持住自己，时时注意不断地积累和爱护好体内的阴精阳气，就能使自己精神旺盛，长寿。

3.以神怡神

【原文】问曰：每见人之神采外扬者，病发恒多汗而躁急，不识何药可以治之？答曰：上药以神治神，盖神既外扬，必须内守，方可逆挽。老子所谓知其雄，守其雌；知其白，守其黑，真对症之药也。若夫草木之性，则取其下达，而味沉厚者，用之恒使勿缺，仿灌园之例，频频预沃之以水，而防其枯竭可也。（《寓意草·答门人问蒋中尊受病致死之因》）

【释义】人之神，贵在内守而不宜外越。生病时神采外扬伴汗出、脉躁急，此为神不内守而有外越之象。治之以神治神，即指用味厚沉潜之药以收敛神气。知雄守雌，知白守黑，即是指阴阳互根之理，如《素问·阴阳应象大论》："阴在内，阳之守也；阳在外，阴之使也。"《素问·生气通天论》："阴平阳秘，精神乃治；阴阳离决，精气乃绝。"药物之性味辛甘发散为阳，酸苦涌泻为阴；味淡者为阳，味厚者为阴。所以，治疗神采外扬者，要用味厚而沉的滋阴药治之。此即张景岳所说："善补阳者，必于阴中求阳。"神属阳，以神治神，即以增强神之物质基础的滋阴药来治疗，谓之以神治神，亦即以神怡神。

"味沉厚者，用之恒定勿缺，仿灌园之例，频频预沃之以水，而防其枯竭可也。"即是说在用味沉厚的中药时，要效仿浇灌菜园一样，要经常使用，使这些养阴的药物如同浇花（或菜）的水一样，经常滋养于人体，人体中阴液才不会枯竭。

关于生病时神采飞扬伴汗出、脉急躁的病证，临床多用生脉饮（人参、麦冬、五味子）治之。方中人参味甘微苦，性温，功能大补元气、固脱生津、安神，能从根本上治疗神采飞扬、脉躁急之主症。麦冬味甘微苦，性寒，功能养阴润肺、清心除烦、益胃生津。五味子味酸性温，功能敛肺，滋肾，生津，收汗，涩精。三味配合，滋阴益气，生津复脉。方中三味药有两味是属于味厚而沉的滋阴药，在人参的主导下，能够快速形成神之物质基础——气与阴，达到以神治神，以神怡神。

喻氏的这种以味厚而沉潜之药收敛神气的治疗方法，在中医治疗学中称之为阴中求阳。如金匮肾气丸即是在滋阴补肾的六味地黄丸的基础上加上附子和桂枝（或肉桂）而成为补肾助阳方的。还有《景岳全书》中的左归饮、右归饮与左归丸、右归丸，都是尊崇阴中求阳、阳中求阴之治疗原则所制的温补肾阳和滋阴补肾的方剂（左滋阴，右补阳）。

4.淡泊宁静以怡神

【原文】淡泊宁静以御神，病邪无从窃入……（《寓意草·面议少司马李萍槎先生误治用急疗之法》）

【释义】平素以淡泊宁静的心态保养、维护精神，则任何病邪无从侵犯人体。正如《素问·上古天真论》所说："恬淡虚无，真气从之，精神内守，病安从来。"

《素问·汤液醪醴论》指出："嗜欲无穷，而忧患不止……"就是说，人的欲望太多、情欲太过，这些欲望、情欲作为一种精神和肉体的企盼、渴望，在体内会暗暗地耗伤体内的阴精和阳气。久而久之，就会使人的精气日益衰败，营血枯涩，卫气消散，身体日益衰弱，从而出现疾病，甚至死亡。所以，喻氏才告诫后人要淡泊宁静以御神、养神。只有人的精神健全、气血充盛，抵抗力、免疫力才强大，任何细菌、病毒都无法入侵人体，人体才能健康长寿。此即淡泊宁静以怡神。

5.寡欲以养精怡神

自古以来，人们把保养精、气、神视为健康长寿的人生三宝，因为它们是构成人体、维持生命活动的基本物质，是脏腑功能综合活动的结果。"精亏、气虚、神怯"是疾病与衰老的先兆。唐代医家孙思邈曾指出："精、气、神不可损也，损之则伤生。"因此，怡神就需要保养好精、气、神。古人云："寡欲以养精，寡言以养气，寡思以养神。"这"三寡"是养人生三宝的根本。

（1）节欲

【原文】夫男子平人，但知纵欲劳精，抑孰知阴精日损，饮食无味，转劳转虚，转虚转劳。脉从内变，色不外华，津液衰而口渴，小便少，甚则目瞑衄血，阴精不交自走，盗汗淋漓，身体振摇，心胆惊怯者，比比然也。(《医门法律·卷六·虚劳门》)

【释义】一般男人平素只知道沉湎于房室之事而损伤精液，又岂知阴精日益损伤，可以导致饮食无味，这种情况就叫房劳，即因为房事过度而使肾精日益虚衰而成为房劳，就是一种以肾虚为主的虚劳病。因劳致虚，再因虚空致劳，互为因果。由诊脉即可知其内虚之变化。而在外，可以见到颜面没有荣华血色。又由于阴精、津液的耗损而出现口渴、小便短少，严重的可能还出现视物不清和鼻衄、齿衄、肌衄（皮下出血），没有性交而遗精，盗汗不止，身体摇摇欲坠，站立不稳，时时心惊胆怯。

这里所说的精，不只指男子的精液，而是泛指人体的精气，也就是中医所说的元气，精为构成人体的物质基础，是生命的根本。精为人体各器官的生理功能，养精就是要保护好各个器官的正常生理功能。欲多则损精，多欲则志昏。纵欲不仅丢失过多的精液，同时也可导致机体内分泌紊乱，损及五脏之精，则"肝精不固，目眩无光；肺精不交，肌肉消瘦；肾精不固，神气减弱；脾精不坚，齿浮发落"。若耗散真精不已，疾病随生，死亡随至。肾主藏精，若纵欲过度，肾精耗竭，损伤肾中之真阳，真阳乃神之物质基础、生命之根本，正常情况下，必须潜藏在肾中而凝然不动。如果不懂得保养真阳而纵欲无度，则肾精日益枯竭，真阳耗尽，则寿命不保。男子真阳亏耗则出现遗精、早泄、阳痿、生殖无力，甚至腰膝酸软、头晕耳鸣、心悸健忘、失眠多梦、精神不振，久则成痨；女子肾精亏虚则冲任不固，气血逆乱，崩漏下泄，白带绵绵而下，不孕、流产或早产，甚至经血亏枯而经闭、面黄肌瘦而成劳损。

（2）保精

【原文】肾主闭藏，不欲外泄。（《寓意草·面论大司马王岵翁公祖耳鸣用方大奇》）

【释义】肾主贮藏精，包括先天生殖、发育之精及后天脾胃所化生的水谷精气和肺所吸入的自然界的清净之气精。这些精气都是生命和健康最为宝贵的物质基础。肾主贮藏精，自然是不能外泄。

【原文】夫收摄肾气，原为老人之先务……（《寓意草·面论大司马王岵翁公祖耳鸣用方大奇》）

【释义】老年人正常生理，一般都处于气血阴阳俱不足的状态，而肾精与肾气又是人体的先天之本，所以收敛和固摄肾气与肾精对老年人尤为重要。

故怡神养生必须注意节欲保精。历代医家都主张养生之道要以保养精气为首务。《类经摄生》指出："欲不可纵，纵则精竭；精不可竭，竭则真散。盖精能生气，气能生神也。故善养生者，必保其精。精盈则气盛，气盛则神全，神全则身健，身健则病少。神气坚强，老而益壮，皆本乎精也。"

因此，清心寡欲是养生之道的一个重要方面。

6.寡言以养气怡神

【原文】然人之所以主持一身者，尤在于气与神焉。经谓中盛脏

满，气胜伤恐者，声如从室中言，是中气之湿也。谓言而微，终日乃复言者，此夺气也。(《医门法律·卷一·一明闻声之法》)

【释义】主持人体一身的重要物质是气与神。《黄帝内经》认为如果中气盛，脏气满，说话声音重浊，如同从密室中发出的一样，这是中气被湿邪所困；声音低微，说话重复，表明正气衰败。

肺主一身之气，心主一身之血，气为血之帅，血为气之母。二者同居胸中，气血相因(依)，相辅相成。大叫伤气，多言伤血。言为心之声，即语言是表达精神、意识、思维活动的，根据《灵枢·本神》"所以任物者，谓之心"，人的精神、意识、思维活动都是由心(心气、心神)所主管的，故多言必定要消耗心(气、神)的物质基础——心血。而血之与气相互依存，血伤则气、神必伤。多言伤气，气既伤，血必少，神必微。所以，多言伤气之后必然气虚，气虚之后，再要说话必无力以继，故出现声低息微，语言断续重复，上气不接下气，因而出现言而微、终日乃复言的病状。

因此，平时不要经常喋喋不休，大喊大叫，即便说话也要轻声细语，如此才能保持人体气血充足。气足则神旺，神旺则寿长。

7.寡思以养神怡神

【原文】原夫疾之所始，始于忧思，结而伤脾。(《寓意草·面论姜宜人奇症与交肠不同治法迥异》)

【释义】人之所以患病，多半开始于忧思过度，忧思过度而气机郁结，肝气不舒，肝木之气不舒则克伐脾土，脾因而受伤。

脾胃共处于人体之中脘，生理上"以膜相连"，共同消化、吸收饮食物中的水谷精气，化生人体的气血。故称脾胃为后天之本，气血生化之源。而人之精神又是以水谷精气作为物质基础的，如《灵枢·决气》云："神者，水谷之精气也。"脾胃既伤，气血化生乏源，水谷精气不足，神无所供养，临床就可以见到神疲乏力、气短懒言、动作缓慢、思维迟钝等，故《素问·阴阳应象大论》指出"思伤脾"。平素要保持平和乐观的心态，做到不胡思乱想，不想入非非，更不要欲望无穷而损伤自己的脾。

大脑为人体指挥机关，如果让其过于劳累，得不到必要的休息，指挥就会失误。如经常用脑过度，使中枢神经过度疲劳，就会感到头晕脑涨、记忆力减退、注意力不集中。久之，则百病丛生，妨碍身体健康，诸如失眠、神经衰弱、月经不调、闭经、胃肠神经功能紊乱、高血压、冠心病，甚至癌症等，接踵而至。"凡人不能无思。"但要有限度，不要在微不足道的小事上苦思冥想，更不要为身外之物煞费苦心。"不思声色，不思胜负，不思得失，不思荣辱，心不劳，神不疲。"如此这般，才可以把思想负担尽量减轻，有利于达到"全神息虑"，以防"神虑精散"，方可益寿延年。

二、遵喻嘉言怡神养生心得

1.知足宽容

人的一生要追求幸福、健康和快乐，就要懂得知足、宽容、放得下。人生的快乐不在于得到了多少，从某种意义上说，而在于放下了多少。放下一分就得到一分快乐，放下十分得到十分快乐。所以，健康的根源就在于人的"心""精"和"养"。心，即保持心情舒畅，自然和顺。精，即人的先天之精和后天之精。养，即修养，涵养。

2.中庸平顺

相由心转，病由心生。心顺则气顺，气顺则经络畅，经络畅通则百病皆消。人之所以有病痛，皆是经络阻塞不畅的表现。所以要想解除病痛，就要使经络畅通；要想经络畅通，就要使气血通畅；

要想使气血通畅，就要使心情顺畅。另外，气血畅通的程度还依赖于人的"精"，精能化气，精足才可以使气足。所以，健康的根源就在于"心"和"精"。养生的最高境界是养心。中庸，是养生的根本原则。人体的气血也是一对阴阳，血为阴、为体，气为阳、为用。血为气之母，气为血之帅。气不足，易得瘀积之病，如肿瘤、血栓等；气太过，易得脑出血之类的疾病。所以，只有气血平衡，人才能健康。

3.积极向上

《素问·刺法论》指出："正气存内，邪不可干。"在养生过程中，要有坚定的信念，始终保持一股积极向上的气势，有不畏惧、不气恼、不气馁的英雄气质，有慈悲心、真诚心、清净心、包容心。长此以往，就会在体内养成一股浩然之气，这才是养生的根本。病之所起，无不由正气虚弱，外邪乘入。而正气虚弱，每由心魂散乱，真气不充所致。贪食、贪胜、贪得、贪乐，皆足伤精耗气以致患病。以贪之不得，于是乎嗔。贪嗔可使心荡气促，胆惊肝旺，六脉震动，五脏沸腾，外邪同时乘入，此病之起因。

4.心态平和

多嗔（怒）伤肝，多淫伤肾，多食又伤脾胃，忧思伤脾，愤怒伤肝，劳虑伤神。凡欲求长寿，应先除病。欲求除病，当明用气。欲明用气，当先养性。养性之法，当先调心，清净心正，心态平和，百病不生。

5.心神安定

心旷神怡，身体健康。心神不安，性情急躁，多为致病之总因。故安心法，为卫生第一要诀。心定则气和，气和则血顺，血顺则精足而神旺，精足神旺者，身体的抵抗力与免疫力增强，外邪不易入侵，即使生病，也易向愈。

6.道法自然

《老子》曰："人法地，地法天，天法道，道法自然。"顺应自然是养生的最高境界。日出而作，日落而息。按照季节、气候的变化，增减衣被、调整自己的饮食起居等，都是顺应自然的具体体现。所以，养生绝对不是简单地模仿，人云亦云，要从自己的客观实际找到适合自己且顺应自然的养生方法。

7.随遇而安

现代人在追求经济与物质方面增长与享受的同时，还要知道人们对物质的欲望是无止境的。一旦某种欲望达不到，就会陷入痛苦。其实，物质能带来的享受，精神也能，药物能治疗一些疾病，心理疗法也能治疗某些疾病。所以，与其用一生来追求财富，不如用一生来培养出一种好的心态，让精神达到一种超凡的境界。一种超凡的精神境界，就如同打开了智慧的大门，同时也打开了快乐与健康的大门。

第三章

调气法

　　气是构成世界的本源。人体之气，是人体生命活动的外在体现，遍布全身，按分布和循行特点及不同的生理功能而有不同的名称，如元气、宗气、营气、卫气、脏腑之气、经络之气等，而喻嘉言将这些气统称为"大气"。因肺主一身之气，所以大气，又可以理解为肺气、宗气。

　　调，为多音字，念diào时，指乐曲、乐谱或乐曲定音的基调或音阶。念tiáo时，就是本文所取之义，即搭配均匀、适当，或使搭配均匀、协调。由于全身有各种不同功能、不同循行部位和路径的气，它们有序地运动，生命活动才能正常进行，否则，就会产生疾病甚至死亡。所以，调气就是让各种生命之气能够始终如一地相互协调、相互配合地有条不紊地运动，以保证健康。

一、喻嘉言调气养生理论

（一）气聚成形，气散形亡

　　【原文】天积气耳，地积形耳，人气以成形耳。唯气以成形，气聚则形存，气散则形亡，气之关于形也，岂不巨哉？然而身形之中有营气、有卫气、有宗气、有脏腑之气、有经络之气，各为区分。其所以统摄营卫、脏腑、经络，而令充周无间，环流不息，通体节节皆灵者，全赖胸中大气为之主持。……肺主一身之气，而治节行焉，胸中苞举肺气于无外，故分其诊于右寸，主气之天部耳。(《医门法律·一明胸中大气之法》)

【释义】人是吸收了天地之气而成形的，所以只有气足形体才能存在，足够的气聚集在一起才让形体存在于天地之间，倘若气不能聚集而涣散，那么形体也就消亡了。所以，气对于形体而言，其作用是至关重要而巨大的。然而，身体中有营气、卫气、宗气及脏腑之气、经络之气，气能够遍布全身，环流不息，使肢体、关节运动轻灵，则全赖胸中的大气来主持……。肺主一身之气，全身的气都需要肺来调节管理，脉诊右手寸口的部位，是审察主气的天然部位。

胸中大气，根据喻嘉言《医门法律·一明胸中大气之法·大气论》应该有三个方面的含义：一是指心肺之气。肺主一身之气，心主一身之血，气血都是人体生命活动的重要物质，二者相互依存、相互为用。二是指宗气。而宗气的形成主要是肺吸入的自然界的清气与脾胃化生的水谷精气相结合而成。肺主呼吸，自然界的清气都是由肺所吸入，又因肺属金，脾胃共属土，土生金，即脾胃化生的水谷精微上输至肺，使肺能够将水谷精微与自己吸入的自然界清气相结合生成宗气。三是指循行于全身的真气与卫气。真气是肾中的真元之气，是推动脏腑功能活动的原始动力，然肾属水，肺属金，金生水，即指肺所吸入的自然界清气与在肺中生成的宗气，都能源源不断地资助真元之气，使其源泉不竭。卫气则是卫护肌表之气，其根源于肾（先天肾精所化），滋养于脾胃（需要脾胃化生的水谷精微的滋养），主宰于肺（肺主一身之气，又主一身之表）。所以，喻嘉言又说："肺主一身之气，而治节行焉，胸中包举肺气于无外，故分其诊于右寸，主气之天部耳。"这就是胸中大气的全部含义。

如上所述，气的功能就是构成形体，营养肢体关节，完成生命活动。由于气的对形体和精神的巨大作用，因此，气必须时时聚集在人体当中，不能有所损伤、耗散。

喻氏在此告诫后人：养生保健，就是要注意时时爱护自己体内的大气，而不要使之耗散。气足神旺，生命才能长久。

（二）营卫相得，其气乃行

【原文】营卫相得，其气乃行，大气一转，其气乃散。见营卫两不和谐，气即痹而难通，必先令营卫相得，其气并行不悖，后乃俟胸中大气一转，其久病驳劣之气始散。（《医门法律·大气论》）

【释义】营血，因为营、血具有营养全身组织器官的作用，故常合称。卫气，顾名思义，就是指具有保卫机体及全身组织器官、推动营血在脉管里运行的作用。营属血，卫属气；营行脉中，卫行脉外。二者相偕而行，谓之阴阳相合，营卫相得；营卫不和，则大气不通。所以，健康人生，首先必须营卫相得相合，全身之气才能有条不紊地运行。反之，营卫不得，气运不顺（或相悖），则疾病乃成。

（三）神形相合，大气乃安

【原文】人身神脏五，形脏四，合为九脏，而胸中居一焉。胸中虽不藏神，反为五神之主。（《医门法律·大气论》）

【释义】神脏五，脏，应为藏，即指心藏神，肝藏魂，脾藏意，肺藏魄，肾藏志。形脏四，一是指形体之头面，二指形体之口、眼、耳、鼻，三指形体之四肢，四指形体之皮、脉、筋、肉、骨。神、魂、魄、意、志五者合为神，此属阳为无形；四形脏属阴为有形。神形相合，则体内诸气运行顺畅，大气乃安而身强体健。

形神相合，就是指形体与精神的统一，也是中医学的生命观。人是一个有机的整体，所谓形，就是指形体及整个机体的外在形态，是人体生命活动的物质基础。所谓神，就是指人体的精神、意识、思维活动及一切生命活动的外在表现，是人体功能的体现。形体健壮，必然精神饱满，生理功能正常。精神旺盛则能促进形体健康，这就是形神相合或称形神相得。

喻氏本条原文指出了形神相合中神对形的主导作用，首先说明了神明的产生分属于五脏（即五神脏），但总统于心，因为心主神志，为五脏六腑之大主，所以心为五神之主。

《素问·移精变气论》就曾指出"得神者昌，失神者亡"。这就说明精神活动失常（或失调），是人体发生疾病的内在依据。从而强调神不仅主导着人的精神活动，也主宰着人体的物质代谢、能量代谢、卫外抗邪等脏腑功能活动。

神明虽由精气所化生，但反过来又支配着精气的活动。这就是神与形的相互依存、相互影响、密不可分的辩证关系。

现实生活中，常常见到具有良好精神状态的人，往往气血充盛，健康长寿。而不良的精神刺激或精神状态不好的人，往往容易生病，甚至死亡。

（四）胸中为至高之气，宜养不宜损

【原文】孟子之善养浩然，原思之歌声或出金石，其得全于天，不受人损，为何如今人多暴其气而不顾，迨病成，复损其气以求理，如《本草》云：枳壳损胸中至高之气，亦有明言，何乃恣行无忌耶？总由未识胸中为生死第一关耳。特于辨息之余，补大气论以明之。

(《医门法律·大气论》)

【释义】孟子的学生公孙丑曾问孟子说："请问老师您长于哪方面呢？"孟子说："我善于分析别人的言语，我善于培养自己的浩然正气。"本段原文喻氏认为，孟子之善养，就是要时时保护上天赋予的从胸中发出的如金石般声音的气，而不要人为地让这种气受到伤害。为什么如今之人们却恣意使用声音或者从不顾护胸中之气，直到疾病来临，又用理气之药来反复损伤胸中之气。如《神农本草经》中就指出了枳壳能够损伤胸中至高之气。有些人明明看过《神农本草经》之明言，为什么还要恣行无忌地使用耗气药呢？其实是没有认识到胸中（心肺之气）为生死第一关这个道理。特于辨气息的同时，补写大气论以说明之。

所以，调气养生，就是要认识胸中心肺为至高之气，其在人身中至关重要，宜时时培养、爱护，而千万不能有所损伤。

关于《神农本草经》中关于枳壳能够损伤胸中至高之气的论述为："肺苦气上逆，急食苦以泄之，枳壳味苦，能泄至高之气，故主之也。"意即肺最怕气机壅滞上逆（实证），应该立即进食苦味的药物以泄肺气的壅滞，而枳壳味苦，能够泄这种肺气壅滞上逆的实证。喻氏原文中所说的"暴其气而不顾，迨病成"则是由于反复、大量地消耗胸中之气的虚证，根据"虚则补之"的治疗原则，应该用补气药，诸如黄芪、人参、白术、甘草之类的药物来治疗，而千万不能使用枳壳之类的泄下肺气的药物，再一次损伤胸中至高之气（心肺之气）了！喻嘉言在这里警示医者在临床中一定要注意辨清气虚与气滞的不同表现，对于胸中气虚证一定要谨慎用药，以顾护胸中之正气。另外，在日常饮食当中，气虚的人最好不要进食可以损伤正气的食物，如下气的白萝卜、损伤体内阳气的绿豆等食物。

（五）调气之源有三：清肺气，和胃气，纳肾气

1.清肺气

【原文】治气之源有三：一曰肺气，肺气清，则周身之气肃然下行。(《寓意草·详辨谏议胡老先生饮小恙并答明问》)

【释义】肺主一身之气，朝百脉而喜宣发肃降，其位居胸中，通于天气。故胸中为清廓之处，其气宜清，清则宣发肃降顺畅，全身气机皆顺。

清肺气的方法包括治病和养生两个方面。

（1）治病：多用于风热犯肺或燥邪伤肺。

风热犯肺：可见发热，口干，咽痛，咳嗽痰黄，舌苔薄黄，脉浮数等。可用清肺（热）解毒的中草药治疗，如金银花、连翘、桑叶、菊花、南沙参、北沙参、桔梗、甘草等，代表方剂有桑菊饮、银翘散等。

燥邪伤肺：可见口渴，咽喉干燥，鼻腔干燥，干咳少痰，大便干燥等。可用清肺润肺的中草药治疗，如川贝母、北沙参、麦冬、百合等，代表方剂有清燥救肺汤、沙参麦冬汤等。

（2）养生：清肺养生法，首先是要有正确的生活方式，保持生活环境的清洁、安静，不吸烟，避免悲伤忧愁。经常进食一些能清肺润肺的食物，如水煮花生米、雪梨肉饼汤、百合粥、莲子羹等。

2.和胃气

【原文】治气之源有三：……二曰胃气，胃气和，则胸中之气亦易下行。(《寓意草·详辨谏议胡老先生饮小恙并答明问》)

【释义】胃居于中焦，主受纳而消磨腐熟饮食水谷，其气宜降，降则饮食水谷顺利进入小肠，进一步消化吸收化生气血。

和胃气，就是平时要注意养胃和胃，饮食宜清淡温暖，不暴饮暴食，不挑食偏食，不饥饱无常等。暴饮暴食容易损伤脾胃，导致胃气上逆而呕吐、腹泻。挑食偏食容易使五脏气血偏盛或偏衰，久而久之，伤脾坏胃。

3.纳肾气

【原文】治气之源有三：……一曰膀胱之气，膀胱之气旺，则能吸引胸中之气下行。(《寓意草·详辨谏议胡老先生饮小恙并答明问》)

【释义】膀胱与肾互为表里，同居于下焦，经脉相连。膀胱气旺，则肾气旺，肾气旺故能收纳胸中之气（肺气），从而完成金水相生（肺属金，肾属水）的生命运动。

纳，即收纳、摄纳的意思。肾主纳气，是指肾具有摄纳肺所吸入的清气，防止呼吸表浅的生理功能。人体的呼吸虽为肺所主（肺主气，司呼吸），但呼吸功能的正常与否，还与肾的纳气功能密切相关，肾的经脉上贯膈，入肺中。呼吸出入之气，其主在肺，其根在肾。故《景岳全书·传忠录》说："肺出气也，肾纳气也，故肺为气之主，肾为气之本也。"具体表现为由肺吸入的清气必须下达到肾，由肾来摄纳，这样才能保持呼吸运动的平稳和深沉，从而保证体内外气体得以正常而充分的交换（呼浊吸清，吐故纳新）。

呼吸出入的气，虽主在肺，但根在肾，肾气足可助肺摄纳吸入之气，帮助肺完成主气、司呼吸、朝百脉的功能。若肾气亏虚，就不能帮助肺摄纳吸气，人体就会出现呼多吸少，甚至喘息的病理症状。

临床上治疗肾不纳气的呼多吸少的肺源性心脏病及哮喘病，多用补肾纳气的药物和方剂取效，如金匮肾气丸（或汤）、人参蛤蚧丸（或汤）。这就从临床实践验证了喻氏膀胱（肾）之气旺则能吸纳胸中之气下行理论的正确性。

二、调气的现代研究

关于调气，现代研究认为中医学的补宗气和气功之练气，实际均与增加胸内负压不无关系。练功过程中由于深吸气，胸膜腔内压负值加大，并保持较长时间的高负压状态，有利于肺泡扩张和肺通气，又增加静脉回流的动力。因此，虽不能说宗气就是胸膜腔内压的同义语，但古人所谓宗气的功能就包括西医学胸膜腔内压的功能，构成宗气的清气相当于氧气。清气和水谷精气在人体内结合生成宗气，就是氧与来自消化道中小分子营养物质结合，其最终产物——三磷酸腺苷（ATP）便是宗气的主要内容。ATP是营养物质，凡机体的呼吸、循环、代谢、体温、肌肉组织的运动等几乎所有的生命活动，无一不由其分解供能，这与中医学宗气的作用是基本一致的。当宗气虚衰时，患者的症状与乏氧、消化系统疾病等ATP生成减少时出现的精神萎靡、懒言少动、声音无力、呼吸不畅、身体倦怠、四肢发凉、脉搏细弱等症状一致，故临床医学提供了反证。（《黄帝内经理论与方法论》）

所以，中医的调气与补中益气，不管是用药物还是用食物，或者气功、推拿、针灸等，都可以提高机体生命力与增加人体免疫力，从而达到延长寿命和抗衰老的目的。

三、调气理论的养生方法

（一）吸食四季之气以养生

春季面向东方吸食东方青气，夏季面向南方吸食南方赤气，秋季面向西方吸食西方白气，冬季面向北方吸食北方黑气，均可延年益寿，治疗疾病。

（二）胎息法养生

鼻吸足气，闭呼数数，乃微吐，勿令耳闻。数的数字越多，越接近胎息成熟，可长寿也。呼吸次数越少，寿命越长。吸足一口气，默数到100，再吸第二口气……

（三）抟精神，与天地同气

人若同气于天地，则能长寿。如《素问·生气通天论》说："苍天之气，清净则志意治，顺之则阳气固，虽有贼邪，弗能害也……故圣人抟精神，服天气，而通神明。"就是说，只有按自然规律顺从天气，净化意志，才能健康长寿。

人身以气为本，以息为元，以心为根，以肾为蒂。心肾相隔八寸四分，肾在脐下一寸三分，中有一脉，以通元息之浮沉。一呼百脉皆开，一吸百脉皆阖，天地转换运行，不出"呼吸"二字。人的呼吸常在心肾之间，呼吸正常，血气自然顺畅，元气自然固守，七情不炽，百病不治自然痊愈。

若每天在子时（23时至1时，胆经气血盛时）、午时（11时至13时，心经气血盛时），在静室中，将厚褥铺于床上，盘腿打坐或散坐，瞑目视脐，用棉球塞耳，心静绝念，意随呼吸，一呼一吸，上下于心肾之间，任其自然。

具体做法是舌抵上腭，做逆腹式体呼吸。吸气时收小腹，呼气时鼓起小腹。这是练功高级层次的呼吸法，若是不练气功，就按自然呼吸也可以。逆腹式呼吸，加大胸横膈肌的伸缩度和肺活量。肺主一身之气和行水功能，通过练功，人体气、水、血液得到通畅运行。

呼气时默数数字使脏腑震颤得效。数数一可以衡量一口气的数量，二可以默念数字的声音震颤着相应器官，让脏腑在震颤中得到能量交换，排出浊气，充实真气能量，激活病变细胞，促进新陈代谢。

"1"声，震颤人体"喉咙"。

"2"声，震颤人体"心前区"。

"3"声，震颤人体"气管"和"双肺"。

"4"声，震颤人体"食道"。

"5"声，震颤人体"胃部"。

"6"声，震颤人体"两肋"。

"7"声，震颤人体"肝胆"。

"8"声，震颤人体"肚脐"。

"9"声，震颤人体"下丹田"。

患病的老年人，特别是患有糖尿病、慢性支气管炎、肺心病、癌症、动脉硬化等病的老年人，他们的血液明显偏酸性，是药物难治疗的，通过"吸短呼长"的锻炼对矫正血液偏酸性有一定的帮助。

打坐一炷香（大约30分钟）后，气息已均匀柔和，再打坐一炷香（大约30分钟），口鼻之气似无出入，此时可以收功。练功界有一句话：练功不收功，到老一场空。收功最简单的方法是加"要收功了"意念，两手由体侧上举向天，吸收宇宙能量（大自然的清气），双手从身前下来，到小腹处，拇指按压无名指根，握拳，停留片刻。收功完毕，拍打双臂、前胸，双手按揉双肾部位，缓缓伸脚，轻拍双腿，除去耳塞，走几步，也可以小睡片刻再起来，吃半碗淡粥更好，喝姜茶或白开水也可以，就是不要吃寒凉的东西。练此功者，不可过劳，不可恼怒，以防损耗静功。吸气时收小腹，呼气放松（鼓小腹）小腹，让肠胃在收放中得到按摩，可以治疗肠胃病。对于疾病，任何锻炼都不是万能的，必须配合药物治疗，才可收到事半功倍的效果。

（四）吐纳调气养生

吐纳调气，即丹田呼吸法，是快速补血强身的功法之一。丹田呼吸法的呼吸动力在下丹田和中丹田，主要在下丹田（小腹）。

早晨，练功前先饮一杯温开水，以利血液循环通顺。练功床或地毯上，坐位、盘坐位均可。双目微闭，舌抵上腭（高血压者舌抵下颚），双手掌心由体侧上举过头采气采光，闭口吸气后由身前落下，屈身拜倒于膝，手背按于身前床上，掌心向天，接收宇宙能量，默数1、2、3、4、5、6……100。起身吸气后，再屈身拜倒于膝，默数1、2、3、4、5、6……100。练一炷香（约30分钟）的时间即可，以不累为度。

收功时，双手掌心向天，上举过头，采宇宙能量（东方升发之气、旭日东升之光），掌心向头，从身前慢慢落下，连做3次，以理顺全身气机，深吸一口气，气沉下丹田，拇指按压无名指根，握拳收功，以封存全身气机不外散。此为简易、有效的收功方法。

丹田呼吸法的功效主要包括补血、补气、补神、长功，因为丹田呼吸法快速排出病气，换来新鲜空气，促进新陈代谢，所以久练者，红光满面，更显健康年轻。

（五）药膳调气养生

1.解表散邪，温补中气

（1）姜枣饮：生姜50g，大枣100g，白糖20g，水适量。将鲜生姜去皮、榨汁，待用；大枣洗净、去核，待用。锅内加适量的水烧沸后加大枣，放入姜汁、白糖搅匀，水淀粉勾芡即可。

（2）菊花银耳粥：菊花30g，银耳50g，糯米100g，白糖10g，水适量。将糯米洗净放入开水中，小火煮20分钟。将银耳与菊花放入，待粥黏稠后加白糖搅匀即可。

2.开提肺气，止咳化痰

（1）桔梗大枣鸡肉粥：桔梗15g，大枣10颗，大米100g，鸡肉50g，姜丝5g，盐5g，水适量。桔梗、大枣、鸡肉洗净，大枣去核，鸡肉切小丁。大米、大枣放入锅中熬粥，至九成熟时加鸡肉，粥熟时放入桔梗、姜丝、盐调味，即可。

（2）川贝母炖雪梨：川贝母10g，雪梨2个，冰糖、银耳各20g，水500mL。先把川贝母洗净。锅中放入500mL水加川贝母，雪梨切块，银耳、冰糖一起放入锅中炖30分钟，即可。

3.清热解暑

（1）扁豆银花荷叶饮：白扁豆花15g，金银花15g，荷叶15g，水适量，冰糖少许。扁豆花、金银花、荷叶洗净，加入冰糖、水适量，置火上烧沸15分钟左右滤去汁液。加水适量再煎15分钟左右滤出汁液，两次滤汁混合加入冰糖，即可。

（2）白扁豆粥：白扁豆60g，粳米100g，水适量。白扁豆与粳米分别用清水泡洗干净。锅置火上，倒入适量水，将白扁豆与粳米同下锅，煮粥至熟即可。

4.健脾和胃，利水消肿

（1）赤豆鸭肉粥：赤小豆25g，鸭肉100g，大米150g，水2000mL。赤小豆洗净、泡透，鸭肉切成丁，备用。大米、赤小豆放入锅内加水煮沸，再加入鸭肉、葱、姜、盐等同煮至粥黏稠，即可。

（2）茯苓莲藕粥：茯苓15g，莲藕100g，大枣50g，粳米80g，糖

15g，水适量。粳米洗净，莲藕去皮、洗净、切丁，茯苓磨粉，大枣洗净，待用。将粳米加水适量煮粥，待粥将熟时放茯苓粉、红枣、藕丁，煮熟后加白糖搅匀，即可。

5.消食通气，润肠导滞

（1）藿香粥：鲜藿香30g（干品15g），粳米100g，水500mL。将鲜藿香洗净、切碎，置于砂锅，加水，置武火上烧沸，煎取浓汁。将洗净的粳米和藿香汁一同熬煮至黏稠，调入白糖搅匀即可。

（2）芝麻怀粉羹：黑芝麻30g，怀山药50g，白糖20g，水适量。将黑芝麻、山药研制成粉，待用。水沸后加黑芝麻、怀山药粉，搅匀，熬至黏稠加白糖即可。

6.除烦解郁，宁心安神

（1）百合枸杞南瓜粥：百合50g，南瓜150g，枸杞子10g，蜂蜜15g，粳米150g，水适量。百合与粳米洗净，南瓜切菱形块，加水煮至熟烂，调蜂蜜，放入枸杞子，再煮5分钟，即可。

（2）桂圆糯米粥：糯米、鲜桂圆各100g，冰糖、水适量。糯米淘洗干净，浸泡约3小时；桂圆去壳、去核。将糯米放入锅中，加适量水，大火煮开，改小火煮至米烂粥稠，再加入桂圆肉，略煮片刻，放入冰糖，搅拌至糖化即可。

7.养血补气，活血化瘀

（1）参归羊排：羊排1.25kg，西洋参2g，当归3g，黄芪2g，黄酒10g，老抽6g，盐8g，白砂糖7g，油。羊排焯水后加入调料，腌30分钟，油温165℃左右下锅，炸至上色后出锅。

（2）莲子粥：莲子（去皮心）50g，糯米100g，冰糖、水适量。糯米洗净，浸泡3小时；莲子泡发。糯米与水一同放入锅中，大火煮沸，放入莲子，熬煮至粥将熟时，加入冰糖，待冰糖化开后即可。每日晨起食1小碗，或不拘时作点心食用。

8.补肾气，益精壮阳

（1）枸杞粳米粥：枸杞子15g，粳米100g，白糖20g，水600mL。将枸杞子、粳米洗净，备用。锅中放水，开锅后加粳米文火煮15分钟后，再加枸杞子、白糖煮至黏稠即可。

（2）杜仲腰花：杜仲25g，猪腰200g，香芹50g，油、水、葱、姜、盐、鸡精、胡椒粉适量。猪腰除去筋膜、洗净，切花刀，码味，上浆水备用；香芹洗净，杜仲煎取浓汁，备用。锅中留底油煸葱、姜，放入香芹、腰花、盐、鸡精、胡椒粉，兑入杜仲浓汁，烹料酒，大火炒匀即可。

9.疏肝理气，清肝明目

（1）胖大海猪肝汤：胖大海8g，猪肝300g，水、葱、姜、花椒、大料、盐、鸡精、胡椒粉适量。猪肝洗净放入锅中，加水、葱、姜、花椒、大料煮35分钟后切片。胖大海洗净，将胖大海、猪肝、葱、姜、花椒、大料、盐、鸡精、胡椒粉放入锅中，加450mL的水，武火烧沸再用文火煮30分钟后，调入鸡精即可。

（2）天麻炖鱼头：天麻30g，大鱼头1个，怀山药20g，小枣10枚，白酒适量。天麻洗净、切片，用白酒浸泡，制成天麻酒20g，浸泡后的天麻片留用。将鱼头去鳃洗净，放入七成热油中稍炸至半熟。下葱、姜、怀山药、小枣、天麻大火炖至鱼头酥烂，汤汁奶白，加天麻酒调好口味即可。

10.养血益气，滋补美容

（1）花菇鹅掌：鹅掌750g，大花菇1个（75g），天冬15g，枸杞子15g，花雕酒500g，盐10g，糖25g。鹅掌处理后过油炸至外皮起白。花菇水发后与鹅掌等入锅，煨烧至汁浓即可。

（2）当归羊肉：带皮羊腩肉250g，当归10g，枸杞子10g，生姜6g，清汤150g，盐6g，黄酒5g，胡椒粉2g。带皮羊肉切成2.5cm的方块，加黄酒、生姜焯水，去异味。当归、枸杞子处理干净后，与清汤、羊肉、胡椒粉、盐等同蒸55分钟。

11.其他调气养生方

（1）柴胡白菜汤：柴胡15g，白菜200g，水、盐、鸡精、香油各适量。将白菜洗净掰开，柴胡洗净，备用。在锅中放水、白菜、柴胡，用小火煮10分钟。出锅时加盐、香油、鸡精即可。

（2）菠菜拌粉条：菠菜400g，粉条200g，甜椒30g，盐4g，鸡精2g，酱油8g，水、红油、香油各适量。菠菜洗净，去须根；甜椒洗净切丝；粉条用温水泡发，备用。将备好的材料放入开水中稍烫，捞出，将菠菜切段。将所有的材料加酱油、盐、红油、香油拌匀，装盘即可。

（3）醋泡黑木耳：黑木耳250g，红尖椒10g，水、盐、醋、葱花各适量。将木耳洗净泡发；红尖椒洗净、切碎，备用。开水中放入盐、醋、红尖椒、葱花调成味汁；木耳煮熟，将调好的味汁淋在煮熟的木耳上即可。

（4）翡翠莴笋丝：莴笋300g，水适量，油、红椒、青椒、盐、鸡精各少许。将莴笋削皮洗净，切成细丝；红椒、青椒洗净去蒂、去籽，切丝备用。锅中加入适量清水烧沸，放入莴笋丝，烫后，捞出沥干水分。锅中倒入少许油，烧热，倒入莴笋丝、红椒、青椒丝，加入调味料炒入味即可。

（5）白菜滑子菇：滑子菇100g，大白菜500g，油10mL，盐2g，醋1mL，酱油2mL，花椒水3mL，葱、姜丝适量，水淀粉3g。将大白菜洗净切斜片；滑子菇洗净，去蒂，切片。锅内放油烧热加葱、姜丝炒，倒入滑子菇翻炒，放入大白菜、酱油、醋、花椒水、盐，菜熟时加鸡精，勾芡即成。

（6）冰糖百合：百合300g，冰糖20g，盐3g，白砂糖50g，水适量。百合泡发、洗净，逐片削去黄尖。百合片放入沸水中焯烫至熟，捞出装入碗中，加白砂糖上笼蒸12分钟后取出。锅内加水适量，放入冰糖、盐，再下百合烧沸，收汁即可。

（7）小米绿豆粥：小米150g，绿豆100g，白砂糖20g，清水2000mL。小米、绿豆洗净，泡水30分钟备用。锅中加适量水，放入小米、绿豆，大火煮开，转用小火煮至小米熟烂、绿豆熟透时，加入白砂糖即可食用。

（8）炝拌三丝：莴笋500g，胡萝卜250g，红辣椒50g，葱花、姜末各5g，花椒油25mL，盐15g，醋10mL。莴笋削皮、洗净，直刀切成细丝；胡萝卜洗净，切丝；红辣椒洗净，切丝。将3种丝放入盘内，浇上花椒油，加入盐、醋、葱花、姜末一起拌匀即可。

（9）胡萝卜煲牛肉：牛肉250g，胡萝卜100g，高汤、葱花适量。将牛肉洗净，切块；胡萝卜去皮、洗净，切块备用。锅内倒入高汤，下牛肉、胡萝卜煲至成熟，撒上葱花即可。

（10）黄瓜木耳炒百合：黄瓜100g，水发木耳45g，百合、白果、熟红豆各20g，盐、醋、香油各适量。黄瓜洗净，去皮切片；木耳、百合、白果均洗净，与黄瓜同焯水后，捞出沥干水分。油锅烧热，下黄瓜、木耳、百合、白果、红豆翻炒，放入盐、醋，起锅装盘，淋上香油即可。

（11）栗子炖猪肉：猪瘦肉500g，栗子300g，葱、姜、植物油、料酒、砂糖、酱油适量。将猪肉切成小方块，栗子剥皮。锅中放油与白砂糖炒成橙红色，倒入酱油，放入猪肉、栗子、葱、姜、料酒同煮。肉熟即可。

（12）白菜豆腐汤：小白菜100g，豆腐50g，盐5g，香油5g。小白菜洗净，切段；豆腐切成小块。小白菜、豆腐放入沸水中煮开，加盐，淋入香油即可出锅。

（13）藕断丝连：莲藕250g，糯米20g，桂花糖汁15g，白糖10g，香油5g。莲藕洗净、去皮，从中间切开；糯米洗净。将糯米酿入莲藕中封好口，放入水中泡10小时。入高压锅中炖25分钟，取出冷却后切成薄片，装盘浇入调味汁即可。

（14）五加皮炒牛肉：五加皮、杜仲各10g，牛肉250g，胡萝卜50g，糖、米酒、葱、淀粉、酱油、姜末各适量。五加皮、杜仲均洗净，煎取药汁。牛肉洗净切片，拌入姜末、米酒、酱油、淀粉腌20分钟。葱爆香，加入牛肉，炒至快熟时倒入药汁、胡萝卜片，炒熟即成。

（15）山药炖羊肉：羊肉500g，山药150g，水、料酒、盐、姜、葱、胡椒粉、陈皮、羊肉汤适量。羊肉洗净，切块，汆水。山药用清水洗净后切片，与羊肉一起置于锅中，注入适量羊肉汤，投入葱、姜、胡椒粉、陈皮，倒入料酒，武火烧沸后撇去浮沫，改用文火炖至烂熟，加盐调味即成。

（16）糖尿病冬补粥：石斛10g，桑叶15g，黄芪10g，枸杞子10g，薏米50g，矿泉水适量。所有药料共放入砂锅中炖成药汤，去渣留汤。在药汤中加入薏米，煮成粥即可。

12.药粥养生歌

镇定治失眠，熬粥加白莲。花生糯米粥，滋补体强壮。

生梨甘蔗粥，止咳能化痰。绿豆百合粥，清热利喉咽。

大米煮红枣，皮肤增色鲜。粥中加山药，治疗气虚短。

煮粥添薏仁，克制病多汗。粥加胡萝卜，降压防眩晕。

羊骨胡桃粥，止咳治气喘。藕粥补脾胃，益气疗神倦。

粥加冬瓜子，止烦利小便。治疗腹痛泻，粥加马齿苋。

荷叶同粥煮，暑炎不相犯。粥中添防风，止痛治风寒。

芹菜煮烂粥，清热利平肝。葛根玉米粥，降压扩血管。

黄芪茯苓粥，健脾治胃炎。猪肚熬米粥，清除腹胀满。

扁豆山药粥，肾衰作佐餐。高粱枸杞粥，小便治频频。

桃仁陈皮粥，降脂结果显。三七丹参粥，活血化瘀散。

大枣桃仁粥，补脑治腰酸。莲子百合粥，清心把神安。

桂圆糯米粥，补血能养颜。山药南瓜粥，降糖疗烦渴。

滋补气血虚，黄芪葡萄干。煮粥加银耳，滋阴较灵验。

消肿治脚气，赤豆熬粥饭。粥疗胜药疗，轻便又平安。

粥疗称药膳，食药本同源。攻补能兼施，症状得改善。

（六）茶饮调气养生

1.茶饮养生须知

（1）药材清洗：选购药材需到合格的中药店，不要随意在路边摊购买，选择药材以新鲜干净、没有霉味或走油（哈喇味）的味道为佳。药材在煮泡前，可以用清水轻轻地冲洗，再使用。

（2）体质判断：以茶饮调理身体，最好能配合自己的体质饮用，才会得到较好的效果。

一般人的体质大略有寒、热、虚、实的不同，但是人体是复杂且奥妙的，所以不会只有一种状况，常是互相夹杂。

简单的划分可以依据一个人肠胃的强弱、冷热的感受程度、口渴与否、是否容易便秘或腹泻，以及有没有过敏的现象，来判断一个人适合喝什么样的茶饮。

（3）茶饮注意事项：①先从少量开始试喝，没有不适的情况，再慢慢增加量。②即使喝得舒服，还是要适度不能过量。③注意茶饮的新鲜度，不隔夜饮用。

2.日常调理保健茶

（1）补气强身

人参大补元气茶：人参片5g，麦冬、天冬、生地黄、熟地黄各10g。将麦冬、天冬、生地黄与熟地黄研成粗粉，与人参片一起放入砂壶中，加沸水冲泡10分钟后饮用。人参片不可丢弃，最后应细嚼吃完。此外，也可用保温瓶冲泡以上药茶，密闭半小时后，再当茶饮用。

黄芪红枣补虚茶：黄芪10g，红枣5枚，生姜3片。将黄芪与红枣、姜片一同置入茶杯中，用沸水冲泡半小时后饮用。

黄芪益气补中茶：黄芪、茯神、瓜蒌根、甘草、麦冬各15g，生地黄25g。将上药研末，放入茶包，加沸水浸泡半小时后饮用。

（2）滋阴补血

石斛洋参滋阴茶：石斛15g，西洋参5g。将两味药加沸水浸泡半小时后饮用。

（3）提神醒脑

薄荷醒脑茶：薄荷2g，绿茶3g，白糖适量。薄荷叶洗净，沥干备用。茶壶中放入绿茶、薄荷及白糖，以热水冲泡，浸泡5分钟后即可饮用。

（4）清凉消暑

菊花消暑茶：菊花、金银花各10g，决明子15g，枸杞子10g。将上述药材加入1000mL开水中，焖泡10分钟，去渣饮用。

（5）解酒护肝

葛花解酒茶：葛花10g，蜂蜜2小匙。将葛花放入500mL开水中，焖泡15分钟，去渣取汁，晾温后加蜂蜜饮用。

（6）养颜

乌龙消脂减肥茶：乌龙茶6g，何首乌30g，槐角、冬瓜皮各18g，山楂5g。除乌龙茶以外的4味药研末，放入茶杯中，加沸水浸泡半小时后，放入乌龙茶，再加盖焖15分钟饮用。

山楂黄芪降脂茶：山楂、黄芪各15g，荷叶8g，生大黄5g，甘草3g，生姜2片。将上述材料分别用清水洗净，一同放入砂锅中，加水煮沸后，取汁饮用。

减肥茶：干荷叶30g，生山楂、生薏苡仁各10g，橘皮5g。共研细末，沸水冲泡代茶饮。

三花减肥茶：玫瑰花、茉莉花、代代花各2g，川芎6g，荷叶5g。上药搓碎，用沸水冲泡，加盖焖15分钟。

（7）乌发养发

首乌生发茶：制何首乌、菟丝子、柏子仁各10g，牛膝、生地黄各10g，红茶3g，蜂蜜适量。将制何首乌、菟丝子、柏子仁、牛膝、生地黄放入锅中，加入清水400mL煮沸，滤渣，取汁备用。红茶用沸水冲泡10分钟后，将两汁相合，搅匀后稍凉，加入蜂蜜即可。

（8）护眼明目

首乌杞子茶：何首乌20g，野菊花10g，红枣50g，枸杞子、生地黄、冰糖各15g。所有材料冲泡，代茶饮用。

护眼保健茶：石斛15g，菊花6g，枸杞子10g。先把石斛水煎30分钟，冲泡菊花和枸杞子，焖10分钟左右，代茶服用。

（9）抗衰祛皱茶

玲珑茶：鼠尾草、百里香各3g，迷迭香5g，苹果半个，橙汁100mL。将苹果洗净，切成小丁备用。将鼠尾草、百里香、迷迭香一起放入茶壶中，冲入500mL沸水，焖泡10分钟。加入苹果丁、橙汁，再浸泡10分钟后即可。

（10）四季养生保健茶

春季养生茶

春季肝气升发，体质较差的人常会因肝血不足而出现春困。所以，春季常饮疏肝、护肝茶，以呵护肝脏健康。此外，肝阳升发，易伤脾胃，所以在茶饮保健上也应注意健脾和胃。

枸菊蜂蜜茶：枸杞子10g，菊花15g，蜂蜜适量。将枸杞子洗净，和菊花一并放入杯中，冲入热水焖泡15分钟左右，蜂蜜调味即可。

菊花清热绿茶：菊花10g，绿茶5g，白糖适量。将菊花和绿茶一同放入茶杯中，加沸水浸泡20分钟后，调入白糖饮用。

黄枸益气养肝茶：黄芪30g，枸杞子、菊花各20g，红枣15g，冰糖适量。所有材料洗净，然后一同放入砂锅中，加水煎煮，调入冰糖即可。

夏季养生茶

夏季内应于心，阳热已盛，最易中暑。闷热的天气也常令人心情烦躁，心神受伤。可常饮清热解暑茶，能消除暑热，养心怡情。

薄荷绿茶：绿茶3g，冰块、蜂蜜、柠檬汁各适量，薄荷6g。将绿茶用沸水冲泡好，滤去茶叶，备用。将冰块加入带盖的杯中，依次加入蜂蜜、薄荷，最后将绿茶汁倒入杯内，盖上杯盖，来回摇动10次即可，可依据个人口味加柠檬汁。

乌梅山楂茶：乌梅20g，山楂30g，龙井茶5g，冰糖20g。将乌梅、山楂、冰糖倒入热水中，熬煮5分钟。加入龙井茶，再煮2分钟，将茶汁滤出即可。

佩兰藿香祛暑茶：佩兰、藿香各9g，茶叶3g，适量冰块。将佩兰和藿香洗净，和茶叶一起放入茶杯中，加沸水浸泡15分钟后，放入适量冰块，冷却后代茶饮用。

秋季养生茶

秋季内应于肺，秋高气爽，湿气减少，气候变燥，人体最易出现肺燥伤津之口鼻干燥、皮肤干燥、肠燥便秘等症状。此时应多饮用具有养阴润燥、滋阴润肺的茶饮，以养护内脏，维系健康。

秋菊清心茶：杭白菊、麦冬、百合各10g，红茶3g，冰糖少许。将杭白菊、麦冬、百合、红茶一起放入壶中，用沸水冲泡，静置15分钟后即可。

菊花青叶润肺茶：菊花3g，大青叶2g。将两味药一同放入茶杯中，加沸水浸泡20分钟后饮用。

防风黄芪强身茶：防风6g，黄芪20g，沙参10g，菊花15g，桂圆50g。将上述材料一同放入砂锅中，加水煮沸后，代茶饮用。

冬季养生茶

冬季内应于肾，天气寒冷，人体易受寒患病，所以平时应多喝一些具有解表驱寒功效的茶饮。另外，冬季最应补养肾精，特别是肾气较弱的人更应该多喝补肾茶饮，以达到养肾强身的目的。

姜枣驱寒茶：生姜4片，红枣8颗。将生姜和红枣一同放入砂锅中，加水煮沸后取汁代茶饮用。

人参冬令进补茶：人参片6g，枸杞子10g。将两味药放入茶杯中，加适量沸水冲泡。盖上杯盖，浸泡半小时后代茶饮用。

芝麻核桃补脏奶茶：黑芝麻、核桃仁各30g，豆浆、牛奶、蜂蜜各适量。将黑芝麻和核桃仁分别洗净，研成粉末，备用。豆浆、牛奶放入锅中加热，然后将黑芝麻、核桃仁粉末放入锅中，最后加蜂蜜即可。

（11）常见疾病的保健茶

感冒

三花感冒茶：金银花15g，菊花10g，茉莉花3g，冰糖适量。将三花放入杯中，以开水冲泡10分钟。可根据个人口味，加入冰糖即可。

疏风清热茶：金银花、板蓝根、土牛膝、连翘各15g，岗梅根、鱼腥草各10g，桔梗、淡竹叶各10g。将上述材料一同放入砂锅中，加沸水浸泡半小时后，去渣，取汁饮用。

桑菊茶：桑叶10g，白菊花10g，甘草3g，糖适量。将桑叶、白菊花、甘草一并装入茶包中，加沸水焖泡15分钟，取出茶包，加糖调味即可。

咳嗽

银花甘草止咳茶：金银花20g，甘草10g。将金银花和甘草一同放入茶杯中，加沸水冲泡半小时后，去渣取汁，代茶饮用。

枇杷汉果茶：枇杷叶10g，罗汉果6g。将枇杷叶、罗汉果洗后，加沸水冲泡半小时，代茶饮用。

无花果茶：无花果10g，川贝母6g，花茶3g。将无花果、川贝母、花茶装入茶包中，加沸水冲泡半小时后，代茶饮用。

咽喉炎

二花麦冬清咽茶：菊花、麦冬各10g，金银花15g。将3味药材一同放入茶杯中，加开水浸泡半小时后饮用。

金银甘草茶：金银花15g，石斛10g，甘草5g。将上药加沸水浸泡半小时后饮用。

牙痛

桂花止痛茶：桂花3g，红茶3g。将桂花和红茶一同放入茶杯中，加沸水浸泡半小时后饮用。

茶树根消炎止痛茶：茶树根30g，鸡蛋3颗。将茶树根、鸡蛋洗净，一同放入砂锅中，加水煎煮20分钟，去渣，取汁饮用。鸡蛋食用。

头痛

川芎白芷茶：川芎、白芷各6g，茶叶3g。将川芎、白芷与茶叶一起研成细末，最后用沸水冲泡即可。代茶长期饮用，可治疗诸风上攻之头昏眼花、偏正头痛等。

舒压去痛茶：柠檬香蜂草干叶、香叶天竺葵干叶各1g，甜叶菊干叶0.1g。把柠檬香蜂草干叶、香叶天竺葵干叶、甜叶菊干叶放入杯中，冲入90℃热水300～500mL，焖泡15分钟即可。

鼻炎

辛夷花茶：辛夷花5g，苏叶6g，茶叶3g。将辛夷花、苏叶、茶叶一起放入茶包中，冲入沸水，浸泡5分钟后饮用。

贫血

红枣木耳滋补强身茶：黑木耳、红枣各12g，冰糖适量。将黑木耳、红枣用温水冲泡，然后与冰糖一同放入砂锅中，加水煎煮1小时饮用。

红枣玄参养血补血茶：红枣10枚，玄参15g，乌梅3g，枸杞子10g，红糖适量。将所有材料一同放入砂锅中，加水煎煮15分钟后放入红糖，去渣取汁，饮用。本茶补中益气、养血补血，适于体虚、脾胃虚、贫血及病后调养人群。孕妇不宜饮用。

大枣生姜红茶：大红枣10枚，生姜5片，红茶3g，红糖少量。将大红枣一剖为二，去核，与姜片一起加水煮沸5分钟。加入红茶包，浸泡5分钟去茶包，加红糖饮用。

冠心病

康寿茶：素馨花、川芎各6g，茉莉花3g，红花3g，绿茶3g。将红花和川芎焙黄、研末，用沸水冲泡，滤渣取汁备用。将绿茶、茉莉花、素馨花放入杯中温水冲泡，加入药汁饮用。

灵芝丹参茶：灵芝6g，丹参12g，绿茶3g。将灵芝研末，与丹参、茶叶一起放入保温杯中，用沸水冲泡30分钟，代茶饮。

参麦五味茶：党参10g，麦冬10g，五味子6g，茶叶3g。将所有材料放入砂锅内，加水580mL，小火煎汤。每日1剂，分2次饮用。

失眠与精神抑郁

莲心枣仁茶：莲子心5g，酸枣仁10g。将莲子心、酸枣仁放入茶包，加沸水浸泡15分钟，晚饭后饮用。

枣仁人参茶：炒枣仁10g，人参3g，麦冬9g，竹茹6g，桂圆肉5枚。将炒枣仁、人参、麦冬、竹茹、桂圆肉装入茶包，然后加沸水浸泡20分钟饮用。

合欢枸杞安眠茶：合欢皮、枸杞子各10g。将两味药加沸水浸泡半小时后，去渣，取汁饮用。

薰衣草安眠茶：薰衣草3g，冰糖适量。将薰衣草放入茶杯中，加沸水浸泡半小时后，调入冰糖饮用。

菖蒲茶：九节菖蒲（石菖蒲）1.5g，杨梅2枚，大枣2枚，红糖适量。将九节菖蒲撕成丝，放入砂锅中，加杨梅、大枣，加水煎汤，滤过取汁，加入适量红糖。

酸枣仁茶：酸枣仁10g，白糖适量。将酸枣仁拍碎，开水冲服代茶饮用。

胃病

杏仁甘草止痛茶：杏仁、甘草、生姜各10g，盐适量。将杏仁用清水洗净，放入温水中浸泡，泡软后捣碎；甘草研成粉末，在炒锅中翻炒片刻，生姜和盐混合，捣碎。将所有材料一同加沸水浸泡，半小时后，代茶饮用。

山楂白术茶：乌龙茶2g，山楂、白术各10g。将山楂、乌龙茶、白术装入茶包，加沸水焖泡15分钟，饮用。

薏米健脾茶：薏米9g，莲子9g，茯苓9g，白扁豆9g。薏米、莲子、茯苓、白扁豆装入茶包，将茶包放入锅中，添适量清水，小火煎煮15分钟，取汁即可。

肝病

五味子护肝茶：五味子10g，枸杞子10g。将五味子研成细末，与枸杞子一同加沸水，泡半小时，饮用。

茵陈益肝茶：茵陈、枸杞子、蒲公英、夏枯草各12g，白糖、食盐各适量。将4味药一并放入砂锅，加水煮沸半小时，然后去渣取汁，调入白糖、食盐，饮用。

郁金甘草绿茶：绿茶1g，醋制郁金6g，炙甘草5g，蜂蜜25g。绿茶、醋制郁金、炙甘草放入茶包，沸水浸泡几分钟，加适量蜂蜜饮用。

水肿

冬瓜皮蚕豆壳茶：冬瓜皮50g，蚕豆壳20g。将冬瓜皮、蚕豆壳加水3碗，煎至1碗，去渣服饮。

萝卜玉米须茶：萝卜500g，玉米须100g，白毛茶50g。萝卜、玉米须共煎，再下白毛茶，代茶饮用。

高血压

普洱栀子茶：普洱、栀子各30g。将栀子洗净、沥干，备用。将栀子放沸水中，煎煮10分钟，去渣取汁。将煎好的汤汁倒入放有普洱茶的茶壶中，焖泡3分钟饮用。

银菊双花茶：金银花10g，菊花10g。将金银花、菊花放入茶壶中，沸水冲泡，焖15分钟后饮用。

扁豆葛根茶：白扁豆（炒）30g，葛根粉60g，豆浆200g。将白扁豆、葛根粉同入砂锅，加水煎煮2次，每次 30分钟，过滤去渣，合并2次滤汁，与豆浆充分混合均匀，小火煨10分钟饮用。

山楂陈皮消脂茶：山楂 30g，陈皮 15g，红糖 20g。将山楂洗净、切碎，与洗净、切碎的陈皮同放入茶包中，加水煎煮30分钟后取出茶包，调入红糖，饮用。

苹果蜜茶：苹果皮 50g，绿茶 3g，蜂蜜 25g。将苹果皮放入锅中，用水煮至皮烂，滤出汤汁。绿茶放入杯中，用苹果汁冲泡，待茶温稍降，加蜂蜜调味饮用。本茶长期饮用，可辅助降血压。

玉米须茶：玉米须 30g，茶叶 3g。沸水冲泡10分钟，每日1剂，代茶频服。

葛根茶：葛根 25g，绿茶 3g。将葛根洗净，切薄片，加水煮沸取汁，趁热加入茶叶，15分钟后即可。

四花茶：乌龙茶、茉莉花、玫瑰花、白菊花、白扁豆花各适量。沸水冲泡，约15分钟后饮用。

高血脂

银杏山楂茶：银杏叶 20g，山楂 10g。将二者一起放入杯中，沸水浸泡20分钟，每日代茶饮用。

银杏叶茶：银杏叶 20g。银杏叶洗净，用沸水浸泡半小时后，代茶饮用。

桑寄首乌降脂茶：桑寄生、制首乌、制黄精各 15g，生蒲黄 10g。上述4味分别洗净，一同放入砂锅中，加水煎煮2次。将2次汁液混合，代茶饮用。

西瓜叶花生红衣茶：西瓜叶 15g，花生红衣 15g。将西瓜叶、花生红衣分别洗净，共放入砂锅中，加水煎汤，取汁饮用。

三子降脂茶：枸杞子 30g，决明子 30g，沙苑子 30g。将决明子洗净、敲碎，与沙苑子放入茶包中，扎口，备用。枸杞子洗净后与茶包同入砂锅，加水浓煎2次，每次30分钟，合并2次煎汁，拌匀饮用。

高血糖

高血糖茶：葛根20g，黄芪10g，山药10g，麦冬10g。将4味中药一并用沸水浸泡20分钟，代茶饮用。

赤小豆冬瓜茶：赤小豆60g，冬瓜500g，盐适量。将冬瓜去皮、去瓤，洗净，与淘洗干净的赤小豆一同入锅，加适量水，武火烧开后，转用文火熬成汤，可加少许盐调味饮用。

消渴茶：鲜冬瓜皮100g，西瓜皮100g，天花粉250g。将鲜冬瓜皮、西瓜皮削去外层硬皮，切成薄片。将天花粉捣碎，先以冷水泡透后，与鲜冬瓜皮、西瓜皮一并煎煮1小时。再以小火继续加热，浓缩至较稠黏将要干锅时停火。待温热时拌匀，晒干，压碎，装瓶备用。取适量温水冲泡饮用。

瓜皮荷叶茶：新鲜西瓜皮250g（或干西瓜皮100g），鲜荷叶30g。将西瓜皮、荷叶洗净，放入砂锅中，煎汤取汁。

绞股蓝桑叶茶：绞股蓝茶10g，桑叶5g。将绞股蓝、桑叶放入茶杯中，加适量沸水冲泡10分钟后即可。

枸杞黄精茶：黄精15g，枸杞子6g，绞股蓝茶3g。将3味一起用温开水冲泡，每日代茶频饮。

苦瓜茶：用鲜苦瓜洗净，切片，晒干，取晒干苦瓜5～10片，用沸水焖泡15分钟后即可。

葛根菊花茶：葛根30g，菊花10g。将葛根、菊花放入杯中，用沸水冲泡15分钟即可。

桑叶青钱柳茶：桑叶10g，青钱柳5g。将桑叶、青钱柳放入杯中，用沸水冲泡15分钟后即可。

薄玉茶：薄茶、玉米须各适量。用玉米须熬煮出的汁液，加入薄茶混合，即可。

低血压

升压茶：桂枝10g，肉桂10g，炙甘草6g。将3味药洗净，烘干，研末，放入茶杯，用沸水焖泡15分钟，代茶饮。

小便不畅

西瓜皮茶：西瓜皮100g，白糖适量。将西瓜皮切碎装入茶包，放入锅中，煎煮15分钟。取出茶包汁液倒入杯中，加入白糖即可饮服。

车前草茶：用鲜车前草30g或干车前草15g。将车前草放入锅中，添入适量水，小火煎煮15分钟，即可饮服。

便秘

火麻仁通便茶：火麻仁15g，芝麻10g，白糖适量。将火麻仁和芝麻放入锅中，小火翻炒，待炒至金黄色时关火。将炒好的两味药放入搅拌机，加入适量的水打蓉，然后去渣取汁。将汁液放入杯中，调入白糖即可饮用。

通便排毒茶：大黄6g，绿茶2g。将两味一同放入茶杯中，浸泡20分钟，代茶饮用。

消化不良

大麦健胃消食茶：大麦（焦）10g。将大麦放入茶杯中，加水浸泡20分钟，代茶饮。

麦芽山楂和胃茶：麦芽（炒）、山楂（炒）、神曲（炒）各10g。山楂和神曲捣碎，然后将3味材料一同放入茶杯中，加水浸泡半小时后，代茶饮。

皮肤疮疹

黄芪菊花清热利湿茶：生黄芪10g，野菊花15g，土茯苓15g，荆芥穗7g。将4味药研末，装入茶包，加水浸泡20分钟后，代茶饮。

连翘黄柏清热消火茶：连翘5g，黄柏、甘草、绿茶各3g。将连翘和黄柏一同放入砂锅中，加水煮沸，取汁。然后用汁液冲泡甘草和绿茶，代茶饮用。

月经不调

红花活血通经茶：红花5g，绿茶2g。将红花和绿茶一同放入茶杯中，加沸水浸泡20分钟后，代茶饮用。

痛经

川芎当归活血茶：川芎6g，当归6g。将二者一同放入茶杯，加适量沸水浸泡半小时后，代茶饮用。

阳痿

锁阳红糖壮阳茶：锁阳15g，红糖适量。将锁阳用清水洗净，放入砂锅中，加水煎煮后去渣取汁，调入红糖，代茶饮。

更年期综合征

柴胡三七活血理气茶：柴胡10g，田三七6g，白术、当归、牡丹皮、牛蒡各8g。上述材料分别洗净，放入茶杯中，加适量沸水浸泡半小时后，代茶饮用。

茉莉黑豆开郁滋养茶：茉莉花10g，黑豆30g，茶叶2g。将所有材料一同放入砂锅中，加适量水煮沸后，改文火继续煎煮10分钟，代茶饮用。

首乌寄生补肾宁心茶：制何首乌、桑寄生各15g，决明子、酸枣仁各10g。将所有材料一同放入砂锅中，加适量水煮20分钟后，去渣取汁，代茶饮用。

柴胡决明疏肝理气茶：柴胡、菊花各15g，决明子10g，冰糖适量。将前3味分别洗净，然后一同放入砂锅中，加适量水煮15分钟后，去渣取汁，加冰糖即可。

延年益寿

延年茶：覆盆子2g，石斛6g，杜仲2g，续断6g，五味子5g，红茶3g。用500mL水煎煮上药至水沸后15分钟，代茶饮用，也可加适量蜂蜜。

灵芝茶：灵芝15g，黄芪10g。将灵芝、黄芪切片，用沸水冲泡后，每天代茶饮。

柿茶：柿饼5个，茶叶2g，冰糖10g。将柿饼洗净，去蒂，放入锅内，加水煮烂，再加入冰糖和茶叶即可。

玉竹山楂茶：玉竹10g，山楂6g，茶叶2g。将玉竹、山楂、茶叶一并放入茶包中，用沸水浸泡15分钟，即可饮用。

西洋参柏子仁茶：西洋参片3g，柏子仁10g。将西洋参和柏子仁放入茶壶中，倒入沸水焖15分钟，即成。

西洋参生地茶：西洋参3g，生地黄15g，麦冬10g。将3味药分别洗净、晒干、研末、混匀，一分为二装入药包中封口。每日3次，每次1袋，放入茶壶中用沸水冲泡，加盖焖15分钟后，即可。

第四章

练 形 法

形，即形体，包括皮、肉、筋、骨、关节等。练，即运动、锻炼，包括劳动、劳作或静坐养形等。练形，即形体锻炼（运动）或形体训练。最早的形体运动是为了驱除寒冷，如《素问·移精变气论》曰："往古人居禽兽之间，动作以避寒，阴居以避暑……"随着医学的发展，才将形体运动作为保健养生的手段。

一、喻嘉言练形养生理论

喻嘉言熟读《黄帝内经》和历代医家的经典医学著作，对《黄帝内经》养生理论有深刻的理解，并在其著作和实践中加以验证和效仿。

（一）动静有常则身健

【原文】太极动而生阳，静而生阴，阳动而不息，阴静而有常。二气交而人生，二气分而人死，二气偏而病起，二气乖而病笃。（《医门法律·阴病论》）

【释义】太极，即天地混沌未分阴阳之前的状态。太极运动产生阳，静止产生阴，阳的特点是运动不息，阴的特点是静而有规律。阴阳二气平衡、相交就产生了人，人的生命现象就是阴阳二气相交的结果，阴阳二气分离则人就会死亡。阴阳二气不平衡，有所偏盛偏衰，那么疾病就容易发生。阴阳二气如果相悖而无法协调统一，那么疾病就深入并严重了。

所以，形体的运动或静止都遵循阴阳二气的规律，即动静有常。动静有常，则生生不息。否则，不死即病。正如朱熹所说："静者，养动之根；动者，所以行其静。"就像阴阳二气相反相成而又相辅相成一样，人体必须遵守动静有常的规律，身体才能健康。所以，在中医养生理论中，很少单方面强调"生命在于运动"。

（二）动静无常，过劳伤身

1.过劳易致阳亢

【原文】盖劳动之过，则阳和之气皆亢极而化为火矣。《医门法律·先哲格言》)

【释义】劳动太过，体内的阳和之气就会极度上亢而化火。这句原文说明劳动要适度而不能太过，太过就会使体内原本平和的阳气上亢化火。这是因为劳动太过损伤了体内的阴液，致使原本阴阳平和之气有一方先受到了耗损，打破了阴阳的动态平衡，阴不制阳而使虚阳独亢，成为一种虚火。

2.过动则火耗

【原文】夫有所劳役者，过动，属火也。(《医门法律·先哲格言》)

【释义】劳役，属于过度的运动。阳主动，阳之动需要消耗阴精和津液，过度劳动就要过度消耗体内的阴精、津液和血。阴亏不能制约阳气，所以阳亢而为火，火又进一步消耗阴，致使阴更亏，阴阳不能平和护身，反而趋向偏衰、乖戾（不协调，甚至相悖）。正如《素问·生气通天论》所说："阴平阳秘，精神乃治；阴阳离决，精气乃绝。"精气一绝，人的生命也就危在旦夕。

所以，无论是劳动还是运动都要动静有度，切勿过度。过度的运动锻炼或过度的劳动，都会损伤体内的气血，也就是破坏体内的阴阳平衡，这样，不但不能健身，还会伤身。因此，运动量不是越多、越强，就越好，还有些人甚至不顾自己的体质与年龄，强迫自己每天要走一万步、两万步等，这些都是过度运动，不仅达不到强身健体的效果，反而容易损伤阴精和阳气，从而导致疾病的发生。所以，喻嘉言告诫我们，动静适宜才是最好的练形养生。

二、练形法的现代研究

形体训练是外环境对机体的一种刺激，这种刺激具有连续、协调、速度、力量的特点，使机体处于一种运动状态。这种状态下，中枢神经将随时动员各器官及系统，使之协调、配合机体的工作。经常进行形体训练，就能使神经活动得到相应的提高。此外，形体训练还要求动作要迅速、准确。脑是中枢神经系统的高级部位，形体训练时，脑、脊髓及周围神经要建立迅速而准确的应答反应，而脑又要随时纠正错误动作，储存精细动作的信息。经过反复不断的刺激，可以提高机体理解能力、思维能力和记忆能力，从而使大脑思维更加敏捷，脑细胞更加活跃、年轻。所以，经常进行形体训练，可以加强机体神经系统的功能和大脑的工作能力，使之更加健康而不容易衰老。

但是，任何事物都有两面性，经常进行形体训练固然有益，但必须因人而异。气血不足、大病之后，不宜进行形体训练，尤其不宜长时间、持续、大量的运动训练。否则，就容易损伤人体气血。所以，喻嘉言上述理论强调动静有序、以静养动等练形的思想与方法。

三、常用练形法举例

（一）易筋经

易筋经是我国古代导引术。易，即变通、改换、脱换；筋，即筋骨、筋膜；经，即法典、经典、指南。易筋经，就是改变筋骨，通过修炼丹田真气疏通全身经络的内功方法。

（二）五禽戏

五禽戏由华佗所创，是效仿虎、鹿、熊、猿、鹤5种动物活动进行的体操健身运动，对躯体和五脏都有良好的锻炼效果。各类典型的动作有：虎寻食，动作为威猛扑动；鹿长跑，动作为伸颈回首；熊运晃，动作深厚沉稳；猿摘果，动作为机灵敏捷；鹤飞翔，动作为展翅翘立等。练的时候还要做到心静体松，动静相兼，刚柔并济，以意引气，气贯全身，以气养神，精足气通，气足生精。

（三）六字诀

现存最早的六字诀见于南北朝陶弘景的《养性延命录》："纳气有一，吐气有六。纳气一者，谓吸也；吐气六者，谓吹、呼、唏、呵、嘘、呬，皆出气也。"

宋代，陈直在《寿亲养老新书》中论述了六字诀与四季对应，以增强习练功效的问题。元末明初养生家冷谦在《修龄要旨》一书中将六字诀称为"延年六字诀"，并将六字诀与导引动作相结合。至此，六字诀基本成为后世用于锻炼的功法。

（四）八段锦

八段锦是起源于北宋的一套独立而完整的健身功法。古人把这套动作比喻为"锦"，意为五颜六色、美而华贵，说明其动作舒展优美。每段一个动作，故名八段锦。练习无需器械，不受场地限制，简单易学，节省时间，作用显著，男女老少皆适合。

（五）保健"蹲功"操

保健"蹲功"操是把静心修炼功与动功相结合，使修炼人内外同修，气、血、精、神、肌肉、筋骨同练。若能常年坚持久练，能养生、祛病、健身、长功，是养生保健的好功法。

保健"蹲功"操基本动作为舌抵上腭，面带微笑，自然站立，两脚与肩同宽。自然呼吸或逆腹式呼吸均可。

起式：两手由体侧上举，掌心向天，举至头顶，掌合十，下落于胸前。

第一节：蹲坐莲花。掌合十下蹲（老年人全脚掌着地；青壮年人脚前掌着地，脚后跟收起，以刺激涌泉穴），身直似坐。

第二节：接通混元场。天、地、人合一，合十的双手下沉分开后，两手提起，向两旁画圆圈，再搂抱光和气照胸肺。掌心向胸，十指尖相对，但指尖不接触，掌离胸30～40cm，掌心和胸口都有很强气感。

第三节：顶天立地。两手上收合十，慢慢起身，站稳，合十的手从身前上举冲天，全身使劲上提，有顶天立地之气势。可防治老年人缩身变矮，还可缓解肌肉、关节疼痛。可轻轻摇身提气3次。

第四节：平衡阴阳。两手分开，下落至体侧，掌心向下，与肩齐平。

第五节：养肾固肾。握拳，咬紧牙关后，默念"蹉""吹"3次后，反掌，松开牙关。

第六节：采光照百会。两手掌心向天上举，采光搂气后，掌心照头顶百会穴。掌不接触头顶，在头顶上照（低血压患者可以照上丹田两眉间，或中丹田即两乳中间，下面动作不做），百会穴有气压感。用意念和呼吸采光，从身体内的左、右、中、前、后，下（灌）走至脚心涌泉穴，两眼微闭内视或体会光和气的走向。连做1～3次。

第七节：照双耳。两手掌下移，掌心照双耳。掌离耳10cm，耳朵有气压感。照半分钟。

第八节：采光照五官（或上丹田）。两手向体侧划圆，采光搂气到脸前，掌心照五官。掌距离脸10～15cm，双眼不闭。

重复第一节：合十，蹲坐莲花。双手合十胸前，身体下蹲似坐。老年人全脚掌着地；青壮年人前脚掌着地，后脚跟收起，身直似坐。一般连做10～30分钟，即可收功。

收功：两手分开，向天采光，掌心向头面，自上而下顺气场，连做3次；深吸一口气，气沉下丹出；拇指按压无名指根，封藏能量而收功。

坚持静心练习养生保健"蹲功"操，能提高心脏功能、胃肠功能、肺功能、肌肉和筋骨的功能，使体内血液含氧量增高，循环畅旺，病气得以排泄，可以祛病、健身、延年，永葆健康。

第五章

敛 阴 法

敛的基本释义有三：一指收起，收住；二指约束；三指收集，征收。本文取前两种含义，即收住，约束。阴，即阴液，统指人体的精、血、津、液、汗等生命物质。敛阴法，即收敛、约束阴液。

一、喻嘉言敛阴养生理论

（一）瘦人尤须护阴敛阴

【原文】盖瘦人身中以湿为宝，有湿则润，无湿则燥。（《寓意草·面议少司马李萍槎先生误治宜用急疗之法》）

【释义】约从宋元时期就有"胖人多痰，瘦人多火"的说法。而清代名医程芝田在《医法心传》指出："肥人气虚多痰，瘦人血虚多火。"血属阴，瘦人阴液不足，滋养濡润功能不行，由此会经常出现咽干口燥、皮肤干燥、便秘等。故喻嘉言强调瘦人以湿为本，此处之"湿"应是指津液和精血之类的生命物质。津液充足，则滋养濡润功能得以正常进行，反之则会出现机体组织失去濡润而变生出干燥症状。

体质的胖瘦受遗传因素的影响较大，但决定因素还是后天的生活习惯。如经常抽烟、喝酒、熬夜，嗜食煎炸、烧烤、辛辣，这些生活和饮食习惯都会极大地损伤阴精、津液，导致阴虚火旺，体内阴液不足，皮下脂肪越来越少，长此以往，原来的正常人也就变成了相对的"瘦人"。而瘦人要想避免阴虚火旺的形成，就要遵照喻嘉言养生理论，爱护自己体内之湿（阴液）！尽量戒烟、酒，少食煎炸、烧烤、辛辣的食物，多喝水，不熬夜。另外，男子纵欲亦可以伤精耗液而导致水亏火旺（肾水亏，相火旺），甚者可能出现遗精。

瘦人敛阴养生，除了彻底改正不良生活习惯，还可以服用一些滋养、收敛阴液的中成药，如六味地黄丸（以养阴为主）、知柏地黄丸（滋阴降火）等。食物可以参考墨鱼排骨汤、花生米排骨汤等。

（二）男人不足以阴

【原文】人身血为阴，男子不足以阴，故以血为宝，是以失血之证，阴虚多致发热，面色多致枯黑，肌肉多致消瘦。（《寓意草·为顾梅先议失血症治并论病机》）

【释义】身体中的血是有形有色之液体，其属性为阴，而男性由于其先天体质特点，常常是阴不足的，所以血对男性是非常宝贵的，宜藏不宜泻，而藏最适宜的方式就是收敛、约束好自身的津液和血，使之不妄自流失。一旦出现失血证，就会出现面色枯黑、肌肉消瘦、阴虚发热等症状。

现实生活中，最容易让男性阴不足的生活方式就是"纵欲"。根据精血互生的原理，精伤之后，血亦相对少，因为精少了不足以化生血液。所以，纵欲也可损伤人体的精血。

（三）敛阴得当，其人寿

【原文】阴精所奉者，其人寿。（《寓意草·华太夫人饵术方论》）

【释义】先天体健，后天又懂得保养和收敛阴液的人，体内阴阳、营卫得以相互奉养，故能够健康长寿。正如《素问·阴阳应象大论》所说："阴在内，阳之守也；阳在外，阴之使也。"阴阳是互根的，敛阴实质也就是护阳、固阳，阴阳二气相互奉养，以达到"阴平阳秘，精神乃治"的健康生命状态，从而能享受百年之寿。

（四）培阴以培阳，则生机自握

1.阴阳贵相和

【原文】圣人于男女之际，其交会之法度，不过阳气秘密乃得坚固不泄耳。然阴阳贵相和，有春无秋，是无阴也；有冬无夏，是无阳也。所以圣人但调其偏，以归和同，允为交会之法度而已。夫圣人太和元气，生机自握。（《寓意草·论士大夫喜服种子壮阳热药之误》）

【释义】此段原文主要告诫世人，性生活必须遵循阴阳相互协调之理，即在房事之前，一定要调节好自身体内的阴阳，身体不适或疾病时，都是阴阳的偏盛或偏衰，哪怕一方正常而另一方有阴阳不和，都不能进行房事，否则，极易损阴损阳甚至损伤寿命。

2.培阴以培阳

【原文】盖阴得其平，而无过不及，然后阳得其秘，而不走泄也。此可见阳之秘密，乃圣神交会所首重。然欲阳之秘密，即不得不其权于阴。正以阳根于阴，培阴所以培阳之基也。（《寓意草·论士大夫喜服种子壮阳热药之误》）

【释义】喻嘉言进一步强调了培阴、敛阴对阳气和生命的重要意义。正如《素问·生气通天论》所说："阴者，藏精而起亟也；阳者，卫外而为固也。""凡阴阳之要，阳密乃固，两者不和，若春无秋，若冬无夏，因而和之是谓圣度。故阳强不能密，阴气乃绝，阴平阳秘，精神乃治，阴阳离决，精气乃绝。"房事中，男性尤其需要珍惜自身的阴精，要懂得收敛、约束自己的欲望，从而不破坏"阴平阳秘，精神乃治"的健康状态。

二、敛阴养生方法集要

（一）敛阴药物

1.**沙参** 主要分为南沙参和北沙参。南沙参，味甘，微寒，归肺、胃经。北沙参，味甘，微苦，性微寒，归肺、胃经。南沙参养阴清肺，益胃生津，化痰，益气；北沙参养阴清肺，益胃生津。

2.**麦冬** 甘、微苦，微寒，归肺、心、胃经。滋阴润肺，益胃生津，清心除烦。

3.**天冬** 甘、苦，大寒，归肺、肾经。清肺生津，滋阴润燥。

4.**石斛** 甘，微寒，归胃、肾经。养胃生津，滋阴清热。

5.**玉竹** 甘，微寒，归肺、胃经。养阴润燥，生津止渴。

6.**玄参** 甘、苦、咸，微寒，归肺、胃、肾经。清热凉血，滋阴降火。

7.**黄精** 甘，平，归脾、肺、肾经。润肺滋阴，补气，健脾，益肾。

8.**百合** 甘，微寒，归肺、心经。养阴润肺，清心安神。

9.**枸杞子** 甘，平，归肝、肾经。滋补肝肾，益精明目。

10.**桑椹** 甘、酸，寒，归心、肝、肾经。滋阴补血，生津润燥。

11.**旱莲草** 甘、酸，寒，归肝、肾经。滋补肝肾。

12.**女贞子** 甘、苦，凉，归肝、肾经。滋肾益肝。

13.**龟甲** 甘、咸，寒，归肝、肾、心经。滋阴潜阳。

14.**生地黄** 甘、苦，寒，归心、肝、肾经。清热凉血，养阴生津。

15.**熟地黄**　味甘，性微温，归肝、肾经。补血滋阴，益精填髓。

16.**阿胶**　味甘，性平，入肺、肝、肾经。补血止血，滋阴润燥。

（二）敛阴食疗粥

1.**黄精粥**　黄精30g，陈皮10g，粳米100g，冰糖适量。清洗黄精与陈皮，加水煎（煎2次），药汁约1000mL。淘洗粳米，与药汁、冰糖一起入锅，用文火熬粥。每日1剂，早晚各服1次，温服。本粥养颜润肤、滋阴乌发、益脾补胃，适于皮肤干燥、粗糙、脱屑多者和脾胃阴虚表现为须发早白者。痰湿壅滞、大便溏稀者忌服。

2.**地黄玄参粥**　生地黄20g，熟地黄20g，玄参20g，粳米100g。浸泡地黄等3味中药，共煎取药汁（煎2次）约1500mL。将药汁与粳米一同入锅，文火熬粥，每日1剂，温服。本粥滋阴润燥，凉血解毒。有龋齿的人可常服此粥，也可辅助改善胃阴不足之口腔溃疡。阴虚而火不盛者不宜久服，脾虚腹满便溏者忌服。

3.**百合止咳粥**　百合30g，粳米100g，冰糖适量。将百合、粳米及冰糖一同入锅，加适量清水，用文火熬粥，每日1剂，分早、晚温服。本粥养阴清热，润肺止咳，益胃抗癌。可将此粥作为胃癌患者的保健膳食，也可辅助改善肺阴不足型肺结核、肺燥之咳嗽、痰中带血，还可作为热病后期余热未清者的调养膳食。风寒咳嗽、中寒便溏者忌用。

（三）日常敛阴食物

1.**荸荠**　味甘，性寒，入胃、肺、肝经。养胃生津，润肠通便。

2.**梨**　味甘、微酸，性凉，入肺、胃经。滋阴润燥，清热化痰，解酒毒，生津除烦。

3.**银耳** 味甘、淡，性平，入肺、胃经。滋阴润肺，滋阴养胃，补虚损。

4.**甘蔗** 味甘，性寒，入肺胃、大肠经。滋阴润燥，和胃止呕，清热解毒，生津利咽，亦可用于解酒毒。

（四）有助于敛阴穴位

1.**三阴交** 在小腿内侧，当足内踝尖上3寸，胫骨内侧缘后方处取穴。本穴补气血，健脾胃，益肝肾，调经带。

2.**太溪** 在足内侧，足内踝后方，当内踝尖与跟腱之间的凹陷处取穴。本穴滋阴降火，通调冲任。

3.**然谷** 在足内侧缘，足舟骨粗隆下方，赤白肉际处取穴。本穴滋阴补肾，清热利湿。

4.**血海** 在大腿内侧，髌底内侧端上2寸，当股四头肌内侧头的隆起处，屈膝取穴。本穴养血活血。

第六章

健脾法

脾为后天之本，气血生化之源，其功能是运化水谷精微和水湿。脾喜燥而恶湿，脾气主升。中医学脾的功能涵盖了西医的消化系统（脾主运化水谷精微）、呼吸系统（脾位于中焦，脾气上升以助肺之呼吸）、循环系统（脾为后天之本，气血生化之源；脾主统血，统摄血液在脉管内运行）、运动系统（脾主四肢）、泌尿系统（脾主运化水湿，参与全身水液代谢）及免疫系统等功能。所以，健脾法在中医临床诊疗和养生中都具有重要的意义。

一、喻嘉言健脾养生理论

（一）培中气为健脾之首务

【原文】故中脘之气旺，则水谷之清气上升于肺，而灌输百脉，水谷之浊气下达于大小肠，从便溺而消，胸中何窒塞之有哉？此所以培养中气为亟亟也。中气旺，则浊气不久停于下脘，而脐下丹田之真气，方能上下无碍，可以呼之于根，吸之于蒂，深深其息矣。（《寓意草·推原陆中尊疟患病机及善后法》）

【释义】中脘之气即中焦之气，亦即脾气。脾气旺则运化水谷精微之清气上升到肺，经过肺朝百脉而化为气血，灌输全身百脉；而水谷之浊气下达于大小肠，形成大小便。如此则上通下达，全身气血流畅，就不会有胸中窒塞之疾病发生。所以培养中气是十分迫切而重要的。中气旺，代谢产物就不会长时间停于下焦的大小肠和膀胱，导致腹胀、便秘等症。中气旺则处于脐下丹田的真气才能上下流通，助肺之呼气、肾之纳气，人的气息就能深长而绵延不绝。因此，懂得培中气以健脾的人多能健康长寿。

（二）慎饮食以健脾

【原文】然饮食最宜致慎，不但肥甘生痰，厚味伤阴已也。人气自平旦至日中，行阳二十五度，饮食易消，故不成痰；自日中到合夜，行阴二十五度，饮食不消，故易成痰。释教以过午戒食，其大药王护身之一则欤？进之调摄，尤为紧关。（《寓意草·论闻君求血症兼痰症治法》）

【释义】但是饮食最应该谨慎，不仅肥甘食物容易生痰，厚味伤阴亦易生痰。从早晨到中午，人体是阳经主事，阳气旺盛，所以脾胃之气也较旺盛，因此，饮食容易消化，不会聚而生痰。午后到天黑以后，人体是阴经主事，阴气旺盛，脾胃阳气相对不足，食物不容易消化，而易聚而生痰。佛、道、儒家都主张过午不食，这也是药王孙思邈的护身法则之一，如此调摄，至关重要。

喻嘉言的这一条原文对现代人尤其具有借鉴意义：现代人经常早饭、中饭随便对付而晚餐大吃特吃，这样不仅伤脾，还可能导致"三高症"。若能按喻嘉言的告诫行事，则心脑血管和消化系统病变就可以大大减少。遵照喻嘉言这段理论养生，饮食方面一定要有严格的自律精神：三餐定时定量，不暴饮暴食，不挑食偏食，不吃夜宵。

（三）忌忧思伤脾

【原文】原夫疾之所始，始于忧思，结而伤脾。脾统血者也，脾伤则不能统摄，而错出下行，有若崩漏，实名脱营。（《寓意草·面论姜宜人奇症与交肠不同治法迥异》）

【释义】很多疾病的发生都是因为忧思过度所致。思则气结，气结而不行可导致肝气郁结，肝郁而克脾土，脾不运化水谷，亦无从化生气血，则可致气血虚弱；脾主统血，脾伤而不能统血，则血液妄行（错出下行），女子可见如崩漏，其实这种病名叫"脱营"。脱营，就是因情志所伤导致的一种虚劳病证。

所以，平时保持乐观向上的心态，避免忧思过度，也不要郁闷、生气，就能避免肝气郁结而克伐脾土。因为人是一个有机的整体，任何过度的情绪都会伤害五脏，进而影响脾，使脾受损伤。脾伤则气血生化乏源，故先病而后死。

（四）健脾以绝痰浊之患

1.培土以生金

【原文】肺金以脾土为母，而肺中之痰浊，亦以脾中之湿为母。脾性本喜燥恶湿，迨夫湿热久锢，遂至化刚为柔，居间用事。饮食入胃，既以精华输我周身，又以败浊填彼窍隧。（《寓意草·论浦君艺喘病症治之法》）

【释义】根据五行理论，脾土为肺金之母，而肺中的痰浊亦以脾中之湿为母，脾中之湿，为脾气虚不能运化水湿之故。脾性喜燥恶湿，多因湿热久久不去而伤及脾阳，湿且久留，热为阳为刚，湿为阴为柔。湿久居则化刚为柔，绵绵不休，饮食进入胃中可以化为精华，营养全身，又会因为脾之运化水湿功能失常而使一些代谢产物（败浊）

填塞、阻滞体内的窍隧（孔窍、经络）。此即"脾为生痰之源，肺为贮痰之器"的原因。

临床上，小儿的反复呼吸道感染（咳嗽、哮喘等），老年慢性支气管炎、肺心病，肺结核等咳嗽、咳痰，往往都是用培土生金的治疗方法，代表方剂有参苓白术散、香砂六君子汤等。

2.培土以驭气

【原文】治法必静以驭气，使三阴之火不上升，以默杜外援，又必严以驭脾，使太阴之权有独伸而不假敌饩。我实彼虚，我坚彼瑕，批瑕捣虚，迅不掩耳，不崇朝而扫清秽浊。乃广服大药，以安和五脏，培养肺气，肺金之气一清，则周身之气，翕然从之下降。前此上升浊邪，允绝其源。百年之间，常保清明在躬矣。(《寓意草·论浦君艺喘病症治之法》)

【释义】对这种因脾的运化失职导致肺中痰浊的病变，要采用健脾驭气的治法。驭气就是严格驭脾，驭，即统率、控制之意。驭气与驭脾，目的都是恢复脾的运化和升清的功能，脾能运化升清，就可以迅速扫清体内的秽浊。再服用一些补益之药以安和五脏，培养肺气，肺气清则恢复朝百脉的功能，那样，全身之气自然和顺而畅通无阻，无浊邪填塞之源，人就能保持清明之气在身。所以，常常保持脾的健运功能，人活百年而不衰。

二、健脾养生调理法

（一）脾虚湿困证

脾虚湿困即湿困脾土，指因脾虚失运导致内湿阻滞，中阳受困的证候。多由饮食不节、过食生冷、淋雨涉水、居住潮湿等因素引起。

在亚健康状态，脾虚湿困证多见于成年人，尤以成年肥胖人群居多。

【证候特点】面色无华，精神疲惫，疲乏无力，食后欲睡，头重身困，小便短少，甚或浮肿，胸脘痞闷，食少便溏，女子白带量多而清稀。舌苔白腻，脉濡缓等。

【证候分析】脾虚不能运化水谷，故胸脘痞闷，食后欲睡，脾虚气血生化不足，不能滋养，则见面色无华，精神疲惫，脾主四肢，故见四肢疲乏无力，头重身困，脾虚失运，寒湿困脾，土不制水，则小便短少，甚或浮肿，白带量多；脾气虚弱，脾阳不振，湿阻中焦，故食少便溏。舌苔白腻、脉濡缓皆为脾虚湿困之象。

【调理原则】健脾利湿。

【调理方法】

1. 起居调摄

改善居住环境，不要长期居住在阴冷潮湿的环境中。

2. 运动调摄

坚持运动，根据个体差异，选择跑步、游泳、健身、武术、气功等，每周2～3次，每次0.5～1小时。

3. 饮食调摄

节制饮食，注意饮食规律，食量适中，冷热软硬适宜，勿偏嗜五味，勿贪食肥甘、厚腻、生冷、燥热之品。宜多食具有健脾利湿作用的食品，如茯苓、玉米须、赤小豆、薏苡仁、山药、黑豆、冬瓜。忌用苦寒伤脾、豁痰破气之品，慎用辛辣之品。

4. 食疗

（1）荷叶鸭

原料：鸭肉200g，糯米粉25g，八角、茴香、酱油、料酒、味精、葱末、姜末及胡椒粉适量。制法：将鸭肉去骨，切成块状。八角、茴香剁碎，与糯米同炒熟，研成细末备用。再用酱油、料酒、味精、葱末、姜末及胡椒粉等调成汁，把鸭肉浸入腌渍2小时，再把八角、茴香和糯米粉调入拌匀。一张荷叶切成4块，把鸭肉用荷叶包好，放在盘内，上锅，旺火蒸2小时即可。隔日1次，佐餐食用。

（2）猪肉淡菜煨萝卜

原料：猪腿肉500g，淡菜干品100g，白萝卜1000g，油、黄酒、盐适量。制法：淡菜干品用温水浸泡半小时，发胀后，洗去杂质，仍泡在原浸液中，备用。猪肉切块，萝卜切成转刀块。起油锅，放油1匙。大火烧热油后，先将猪肉倒入，翻炒3分钟，加黄酒1匙，炒至断生，盛入砂锅内，将淡菜连同浸液倒入砂锅内，再加水适量，用小火煲1小时。然后，倒入萝卜，如水不足可适量增加，再煲至萝卜熟透即可。

（3）萝卜丝炒牛肉丝

原料：白萝卜500g，瘦牛肉250g，盐、油、黄酒、酱油、淀粉芡各适量。制法：萝卜、牛肉洗净切细丝。牛肉丝加盐、黄酒、酱油、淀粉芡拌匀。起锅，放油1匙，用大火烧热油后，先炒萝卜丝，加盐适量，炒至八成熟，盛起备用。再起油锅，放3匙油，用大火烧热油后，倒入牛肉丝，翻炒3分钟后，加入萝卜丝拌匀。再加黄酒1匙，冷水少许，焖烧3分钟，加香葱拌炒、装盆，佐餐食用。

（4）什锦乌龙粥

原料：生薏苡仁30g，冬瓜仁100g，赤小豆20g，干荷叶、乌龙茶适量。制法：干荷叶、乌龙茶用粗纱布包好备用。将生薏苡仁、冬瓜仁、赤小豆洗净一起放锅内加水煮熬至熟，再放入用粗纱布包好的干荷叶及乌龙茶煎7～8分钟，取出纱布包即可食用，每日早、晚食用。

（5）薏仁赤豆粥

原料：薏苡仁50g，赤小豆50g，泽泻10g。制法：将泽泻先煎取汁，用汁与赤小豆、薏苡仁同煮为粥。可作早、晚餐或点心服食。

（6）鸡丝冬瓜汤

原料：鸡脯肉200g，冬瓜200g，党参3g，盐、黄酒、鸡精适量。制法：将鸡肉洗净切成丝，冬瓜洗净切成片。先将鸡丝与党参放入砂锅中，加适量水以小火炖至八成熟，余入冬瓜片。加盐、黄酒、鸡精适量调味，至冬瓜熟透即可，佐餐食用。

5.方药

（1）平胃散合四君子汤加减

陈皮10g，厚朴10g，苍术12g，甘草6g，党参15g，白术10g，茯苓15g，黄芪15g，当归10g。每日1剂，水煎服。

（2）防己黄芪汤合二陈汤加减

黄芪15g，苍术10g，白术10g，防己10g，茯苓15g，车前草15g，陈皮10g，薏苡仁20g，姜半夏9g，桂枝10g，甘草5g。每日1剂，水煎服。

6.针灸按摩

通过刺激经络和腧穴，健脾和胃，调和气血。常用穴位有合谷、关元、足三里、丰隆等。

（二）脾虚痰阻证

脾虚痰阻证是因素体脾气不足或饮食所伤等原因导致的脾失健运，水液失布，痰湿内生。临床上主要表现为倦怠困重、体胖喜睡、大便偏稀等。在亚健康状态，脾虚痰阻证多与生活饮食习惯及体质因素有关。气郁质、气虚质和阳虚体质易出现本证。加之生活失常、饮食不节则更易损伤脾胃而致痰湿困阻。

【证候特点】倦怠困重，神情呆板，精神抑郁或忽哭忽笑，面色㿠白或晦暗而无光泽，体胖喜睡，胸闷腹胀，大便偏稀。舌淡、胖大，苔白腻，脉滑。

【证候分析】脾虚痰盛，清阳不升，则倦怠困重、体胖喜睡；脾虚，气血生化乏源，则面色㿠白或晦暗而无光泽；痰湿内盛，阻滞气机，则胸闷、腹胀；心神受蒙，则神情呆板、忽哭忽笑；气机不畅，肝气郁结，脾虚痰阻，则精神抑郁；脾虚失运，清浊不分，则大便不调。舌淡、胖大，苔白腻，脉滑均为脾虚痰阻的表现。

【调理原则】健脾化痰。

【调理方法】

1.运动调摄

加强体育锻炼，根据个人耐受情况选择锻炼项目，如晨跑、散步、登山等，但不宜参加游泳项目，运动量不宜过大。

2.饮食调摄

多进食具有补脾益气、醒脾开胃消食的食品，如粳米、籼米、锅巴（焦锅）、薏苡仁、藕、山药、扁豆、豇豆、牛肉、鸡肉、兔肉、牛肚、猪肚、葡萄、红枣、胡萝卜、马铃薯、香菇等。不宜进食肥腻阻碍脾气运化功能的食物，如鸭肉、猪肉、甲鱼、牡蛎肉、牛奶、芝麻等，以及性质寒凉、易损伤脾气、助湿生痰的食物，如苦瓜、黄瓜、冬瓜、茄子、空心菜、芹菜、苋菜、茭白、莴笋、柿子、香蕉、枇杷、梨、西瓜、绿豆、豆腐、莜麦等。

3.饮食调摄

（1）蚕豆炖牛肉

原料：鲜蚕豆150g，瘦牛肉100g，陈皮9g，盐、鸡精、酱油各适量。制法：将蚕豆和牛肉洗净，牛肉切块，加调料同放砂罐内煨炖至熟烂，即可食用。

（2）辟谷仙方

原料：黑豆375g，火麻仁225g，糯米500g。制法：将黑豆洗净后，蒸3遍，晒干，去皮。火麻仁浸泡一宿，滤出晒干、去皮，淘洗3遍。捣碎，同黑豆共为末，用糯米粥和成团如拳大。蒸3～5小时后停火冷却5小时，再取出，放于瓷瓶内贮藏。

（3）茼蒿炒萝卜

原料：白萝卜200g（切条），茼蒿100g（切段），花椒20粒，油100g，鸡汤、鸡精、香油、盐、淀粉各少许。制法：先将油放入锅中烧热后，放入花椒炸焦黑后捞出，再加入白萝卜条炒。加鸡汤少许，翻炒至七成熟时加入茼蒿，加鸡精、盐适量，熟透后勾加稀淀粉汁，待汤汁稠后淋加香油少许，出锅即可。

4.方药

（1）防己黄芪汤合二陈汤加减

黄芪15g，苍术10g，白术10g，防己10g，茯苓15g，车前草15g，陈皮10g，薏苡仁20g，法半夏10g，桂枝10g，甘草5g。每日1剂，水煎服。

（2）参苓白术散加减

莲子肉10g，砂仁8g，薏苡仁10g，桔梗8g，白扁豆15g，茯苓15g，人参10g，炙甘草9g，白术15g，怀山药15g。每日1剂，水煎服。

（三）脾肾两虚证

脾肾两虚证是指脾肾两脏阳气虚弱所表现的一类证候，多因感受寒邪较重或久病损伤脾肾之阳气，或其他脏腑的亏虚累及脾肾两脏等引起。在亚健康状态，此型常见于平素喜爱生冷饮食者、老年人、大病久病的恢复期等人群。

【证候特点】神疲思睡，身倦乏力，少气懒言，耳目不聪，形寒肢冷，大便溏薄，小便清长，夜尿频多。舌淡胖，苔白滑，脉沉细。

【证候分析】本证以脾肾阳虚，阴寒内盛为特征。脾肾两脏阳气虚衰，温煦、运化作用减弱则神疲思睡，身倦乏力，少气懒言，耳目不聪。阳气虚，阴寒内盛，则形寒肢冷。脾阳虚，运化失司，则大便溏薄。肾阳虚无以化气，则小便清长，夜尿频多。舌淡胖，苔白滑，脉沉细，为阳虚阴盛之象。

【调理原则】温补脾肾。

【调理方法】

1.起居调摄

不要太劳累，避免熬夜，保证睡眠充足。

2.情志调摄

胸怀宽阔，有乐观主义的进取精神；处理同事、亲戚、朋友和家人的关系要有包容的心态。

3.运动调摄

可进行相对轻松的运动，如散步、慢跑、打乒乓球、爬山等运动，不宜参与剧烈而大运动量的运动项目。运动应循序渐进，强度以自身不感到疲劳为度。运动后禁止马上洗澡及喝冷饮。

4.饮食调摄

多喝温水，不喝冰镇饮料，少食生冷食物。饮食有规律，饥饱需适度。以健脾补肾的食品调理身体，多吃韭菜、莲子、芡实、怀山药、荔枝、黑芝麻等食物。

5.食疗

（1）韭菜粥

原料：韭菜30～60g或韭菜籽5～10g，粳米60g，盐少许。制法：

韭菜洗净、切细（或韭菜子研细末）。先煮粳米为粥，待粥沸后，加入韭菜或韭菜籽末、盐，同煮成稀粥。早、晚各食1次。

（2）莲子芡实淮山粥

原料：莲子10g，芡实10g，鲜山药50g，粳米100g。制法：加水共煮成粥，每日2次，每次1碗。

（3）荔枝怀山莲子粥

原料：干荔枝肉50g，山药、莲子各10g，大米100g，白糖适量。制法：将干荔枝肉、山药、莲子用清水煮至软烂时，加入大米，同煮粥，加适量白糖调味食用，每日1次。

6.针灸按摩

针灸按摩主要在肾经、脾经，取穴治疗。

7.中药调治

（1）附子理中汤、金匮肾气丸、保元汤加减

制附子6g（先煎），肉桂5g（后下），党参15g，白术10g，干姜10g，熟地黄12g，巴戟天15g，茯苓12g，大枣15g，山药10g，山茱萸10g。水煎服，每日1剂。

（2）中成药

附子理中丸，每次9g（8～12丸），每日3次；或金匮肾气丸，每次1丸，每日2次；或右归丸，每次1丸，每日2次。

（四）脾阳虚

脾阳虚多因过食生冷、外寒直中、过用苦寒药物，损伤脾阳；或肾阳不足，命门火衰，不能温煦脾土，故而脾阳虚。

【证候特点】食少纳呆，腹胀，隐隐腹痛，畏寒怕冷，喜温喜按，四肢不温，面色苍白少华或虚浮，口淡不渴，大便稀溏，甚至完谷不

化，或肢体浮肿，小便短少，女性可见白带清稀量多，舌质淡胖或有齿痕，舌苔白滑，脉沉迟无力。

【证候分析】本证以脾运失健和寒象为辨证要点。脾阳虚衰，运化失健，则腹胀纳少。中阳不足，寒凝气滞，故腹痛，喜温喜按。阳虚无以温煦，所以畏寒而四肢不温。水湿不化，流注肠中，故大便溏薄较脾气虚更为清稀，甚则完谷不化。中阳不振，水湿内停，膀胱气化失司，则小便不利；流溢肌肤，则肢体困重，甚则全身浮肿；妇女带脉不固，水湿下渗，可见白带清稀量多。舌淡胖、苔白滑、脉沉迟无力，皆为阳虚湿盛之征。

【调理原则】温阳健脾。

【调理方法】

1.起居调摄

注意防寒保暖，注意休息，保持心情舒畅，保证充足睡眠。

2.情志调摄

劳逸适度，避免思虑过度。

3.运动调摄

经常进行体育健身活动，可以保持机体的功能状态并减缓功能状态的衰退，还可以减少疾病的发生。可选用比较柔缓的运动，如气功、太极剑、八段锦、散步等。

4.饮食调摄

清淡饮食，忌食生冷食物，避免过度使用苦寒药物。

5.食疗

（1）龙眼山药糕

原料：龙眼肉25g，莲子25g，山药200g，面粉100g，水、白糖各适量。制法：取龙眼肉（去核）、莲子（去心）备用。将山药粉、面粉加水揉成山药面团。将面团放在平盘内压平，平铺 1 层龙眼肉和莲子肉后，上面盖 1 层山药面，撒上适量白糖，上笼蒸熟，晾冷后划成小块即成。可作早点、加餐食用，减主食量，连吃半个月以上。

（2）生姜羊肉汤

原料：生姜 50g，羊肉 250g，水 1500mL，料酒、盐、葱、鸡精适量。制法：将生姜切片，羊肉切块，加水，加料酒 5g，盐 2g，先大火煮沸，撇去浮沫，再用小火煮 1 小时许，加入葱、鸡精少许即成。吃肉喝汤，隔日 1 剂。

6.中药调治

（1）理中汤

党参 15g，炒白术 15g，干姜 10g，甘草 10g。水煎服，每日 1 剂。

（2）当归四逆汤

当归 12g，桂枝 9g，芍药 9g，细辛 3g，通草 6g，大枣 8 枚，炙甘草 6g。水煎服，每日 1 剂。

（3）中成药

理中丸，按前法服用或按说明书服用。

7.按摩

经常按摩脾俞、足三里、肾俞、命门、中脘、神阙、天枢、关元、气海等穴。

（五）脾气虚证

脾气虚证是因饮食不节，脾胃受损，或劳倦伤脾，或其他原因影响脾脏的功能，导致脾气虚所表现的证候。在亚健康状态，本证常见于平素体质虚弱者。

【证候特点】疲乏无力，精力下降，懒于交往，情绪低落，早晨不愿起床，白天无精打采，味觉不灵，食欲不振，腹胀便溏。舌淡苔白，脉细弱或脉缓无力。

【证候分析】本证以脾虚所致的倦怠乏力、食欲缺乏、便溏为特征。脾为气血生化之源。脾气虚，健运失职，食欲不振；脾虚生湿，腹胀便溏；脾气虚，倦怠乏力，精力下降，懒于交往，情绪低落，常感早晨不愿起床，白天无精打采。舌淡苔白、脉细弱为脾气虚之象。

【调理原则】补脾益气。

【调理方法】

1.起居调摄

注意保养，防劳汗当风，不可过于劳作，劳动程度以自我感觉不疲劳为度。

2.情志调摄

经常保持乐观愉快的情绪，心情舒畅，尽量减少不良的精神刺激和过度的情绪变动。

3.运动调摄

适量体育锻炼，并持之以恒，能改善循环功能和呼吸功能，促进新陈代谢，增加食欲，促进睡眠。可选用比较柔和的运动，如气功、太极剑、太极拳、八段锦、慢跑、散步等。注意不宜做大负荷和大量出汗的运动，忌用猛力和长久憋气动作。

4.食疗

（1）黄芪粥

原料：黄芪30g，人参10g，白茯苓15g，生姜6g，大枣5枚，小米10g，水适量。制法：先将前4味药煎熟后去渣取汁，入米、枣熬成粥。早晚空腹食之。

（2）红参菠菜饺

原料：红参粉6g，菠菜500g，猪瘦肉50g，面粉300g，盐、酱油、胡椒粉、生姜末、香油适量。制法：菠菜取嫩茎叶剁成菜泥，用干净纱布包好，挤出绿色菜汁。鲜猪瘦肉洗净后剁碎，加盐、酱油、胡椒粉、生姜末适量拌匀，再加水搅成糊状，加红参粉，放入香油适量拌匀成馅。将面粉用菠菜汁揉成面团，做成饺子皮，加馅包成饺子，放进开水锅中煮熟即可。每日晨起食用，也可作加餐食用。

（3）参芪烧兔肉

原料：党参30g，黄芪30g，兔1只（约1000g），香菇25g，生姜10g，水、酱油、白糖适量。制法：兔肉斩成块。将黄芪、党参上品（山西产者）煎煮2次，取2次药液（去渣）约800mL。水发香菇切片，生姜切细，与肉块一齐入锅，加药液煮沸后，加酱油、白糖，改小火煮至汤浓肉烂即可。有四川泡菜者用泡菜与兔肉同煮，其味更鲜，佐餐食用。

（4）黄芪煲鸡

原料：黄芪60g，红枣10枚，乌骨鸡1只，水、料酒、盐调料适量。制法：乌骨鸡宰杀后去毛、内脏，保留鸡肝。将黄芪片、大枣填入鸡腹，入砂锅，加水300mL，大火煮沸后撇去浮沫，加入料酒、盐，小火煲至鸡肉烂熟即可。喝汤，吃鸡肉、鸡肝、大枣。此剂分2～3日吃完。1周吃2剂。

5.方药

（1）玉屏风散合四君子汤加减

黄芪30g，白术15g，防风12g，人参20g，茯苓15g，鸡内金10g，炙甘草10g。水煎服，每日1剂。

（2）中成药

补中益气丸（浓缩），每次8粒，口服，每日3次。

三、巳时养生脾为先

巳时是脾经时辰，是脾的运化功能最强、大脑最具活力的时候，是一天中第一个黄金时间，也是老年人锻炼身体的最好时候。脾脏把食物转化为水谷精微，再进一步转化为气血，输入五脏六腑。脾主运化、统血，是人体消化、吸收、排泄的总调度，是人体血液的总领。"脾开窍于口，其华在唇。"脾的功能好，消化吸收就更好，气血充足，所以口唇红润。不吃早餐会导致水谷精微转化不足，是错误的做法。唇白标志血气不足，唇暗、唇紫标志寒入脾经。在五脏六腑里，脾二十四小时不断运转，像人体的枢纽，如果脾脏发生病变，会累及五脏六腑，引起很多慢性疾病，如糖尿病。很多人大便次数多就是脾运化功能失常所致。

四、脾脏养生歌诀

健脾歌

脾居中央色为黄，统血丰肌运化强；

脾胃相表五行土，腹胀便稀思夏长；

后天之本窍开唇，喜暖恶湿重营养；

健脾和胃运中焦，党参白术配良方。

第七章

护 胃 法

胃属土，主受纳、腐熟水谷，为水谷之海，仓廪之官。胃位于膈下，上接食道，下通小肠。古人称胃为"太仓""水谷之海"。饮食入口，经食道容纳于胃，由胃腐熟消磨，下传小肠，其精微物质通过脾的运化供养全身。历代医家、养生家都重视调养胃气，故有"有胃气则生，无胃气则死"之说。揉腹调息可改善脾胃运化功能，摄取水谷精微营养全身。脾胃互为表里，共为"后天之本"。

一、喻嘉言护胃养生理论

（一）冷湿之气伤胃

【原文】感冷湿之气……其食物在胃中者，因而不化，当比夹食伤寒……其食停胃中者，得寒凉而不运。(《寓意草·辨袁仲卿小男死症再生奇验并详诲门人》)

【释义】感受冷湿之气之后，会阻碍胃中食物的消化，就好像人得了夹食伤寒一样。胃主受纳、腐熟水谷的功能正常依赖于胃中的阳气。寒伤阳，感受冷湿寒凉之气，就会损伤胃中的阳气，阳气一伤，胃的腐熟、消化功能不能正常进行，所以，就会出现各种症状，如腹痛、腹泻等。

从茹毛饮血到进食熟食，是人类文明的进化。温暖的食物对胃肠的消化与吸收具有重要的作用，人体的胃内温度稍高于体表温度，所以，饮食一定要温暖，才能促进胃肠的蠕动，消化、吸收食物中的营养。如果经常进食寒凉的食物，就会使胃肠经常处于一种收缩痉挛的状态，这种状态不仅不能消化吸收饮食中的营养，还容易出现腹痛、腹泻、呕吐等，长此以往，胃肠疾病也就形成了。

所以，遵照喻嘉言先生的教诲，一年四季的饮食都应当保持温暖，避免寒凉饮食，保护脾胃之阳气。

（二）酒饮伤胃

【原文】以病为饮醇伤胃，胃为水谷之海，多气多血……胃脉从头至足，本下行也。（饮酒）以屡呕之，故上逆而不下达则胸腹之间必致痛闷矣。胃气上奔，呕逆横决，则胸中之气必乱。（《寓意草·为顾梅先议失血症治并论病机》）

【释义】经常喝酒容易伤胃而致病。因为胃是水谷之海，是人体多气多血的器官。胃的经脉从头到足，以下行为主、为顺。而经常饮酒至醉，醉后常常导致胃气上逆而呕吐，胃气上逆而不下达，导致胸腹之间经常痛、闷、胀气。经常胃气上奔、呕逆横决，就必然引起胸中之气逆乱而病。

所以，酒不可常饮，更不能多饮，尤其不能喝醉致呕！如果常常醉酒则必伤胃、伤身。胃伤、身败坏，则寿命不保矣！

（三）过食厚味暗伤胃津

【原文】盖风煽胃中，如转丸之捷，食人易消，不得不借资于厚味，而不知胃中元气，久从暗耗，设虚风止息，即清薄之味，尚不易

化，况于肥甘乎？（《寓意草·直推峆翁公祖病后再误贻患》）

【释义】风煽胃中，病名曰："胃风。"病因有两个方面：一是外界风邪直中胃中，另一种就是平素嗜食肥甘厚味的食物导致胃的消化功能受损，出现形体消瘦、腹部胀满等症状。亦有因年老津亏、肝肾阴虚、虚风内煽导致胃受纳、消磨水谷的功能障碍，可能会出现口淡乏味，不得不借助厚味的食物来"开味"，而由于肥甘厚味蕴热过甚（热能、热量过多），经常食用就会使胃中的元气和津液暗暗损耗。因为患有"胃风"之人，即便是进食清淡饮食，也不太容易消化，更何况是肥甘厚味的食物呢。

所以，要想健康长寿，就要时时爱护我们的胃，而尽量少吃肥甘厚味的食物，保护胃津和维护胃的生理功能。

（四）浊气干于中脘（胃），气不归肾

【原文】盖中者，上下四傍之枢机。中脘之气旺盛有余，必驱下脘之气，入于大小肠，从前后二阴而出，唯其不足，所以反受下脘之浊气而挠之也。夫至人之息以踵呼之于根，吸之于蒂者也。以浊气上干之故，究竟吸入之气，艰于归根。（《寓意草·陆子坚调摄方论》）

【释义】凡居中者，都是连接上下左右四旁的一个枢纽。对于人体而言，中脘（脾胃）之气旺盛，能驱动下焦（肾与膀胱）之气入于大小肠，主持二便。中脘之气不足则不但不能驱动下焦之气，反而会遭受下焦浊气的缠绕。所以，健康人的气息是从足跟呼出，从鼻吸入的。若有浊气上干于中脘（胃），则人体吸入之气难归根于肾。而吸入之气不能归根于肾，人就会出现喘息之症而不可能长寿。

所以，要保证下焦浊气不上干于胃，平素就必须保持中脘胃气的旺盛，不要饥饱无常、暴饮暴食、过量饮酒等。

脾胃位居中焦，胃主受纳、腐熟水谷；脾主运化，将消化后水谷精微上输到肺，通过肺朝百脉的功能变成气血，输布并营养全身。病理上，脾胃又互相影响，如脾胃受寒后，既可以出现脾不升清的泄泻（腹泻），又可以出现胃不降浊的呕吐。所以在临证时常脾胃并论，在治疗上多脾胃并治，养生时常提倡脾胃共养。

二、胃的养生调理

（一）胃气虚证

胃气虚指胃气虚弱，胃失和降。本病多因饮食不节、饥饱失常、劳倦过度、久病失养、他脏影响，损伤胃气。以胃脘隐隐作痛，或胃脘胀满，喜按，纳食少，伴有气虚为表现。

【证候特点】胃脘隐隐作痛或痞胀，按之觉舒，食欲不佳，或得食痛减，食后腹胀加重，嗳气，口淡不渴，面色萎黄，气短懒言，倦怠，易疲劳，舌质淡，苔薄白，脉弱。

【证候分析】胃气亏虚，受纳、腐熟功能减退，胃气失和，气滞中焦，则胃脘隐隐作痛，胀满不适，不思饮食；胃气本已处于虚弱状态，再加上饮食不注意，难以消化吸收，所以食后胃脘胀满加重；本病证为虚证，故胃脘部位按压后疼痛可缓解；胃气失和，不能正常下降，反而上冲而嗳气；胃气虚吸收功能下降，人体缺少气血的濡养，故出现面色萎黄，气短少言，容易劳累疲惫。舌淡，苔薄白，脉弱为气虚之象。

【调理原则】益气补虚，护胃降逆。

【调理方法】

1.起居调摄

注意休息，按时起居，不熬夜。

2.运动调摄

适当运动，可选择缓和的运动，如太极、气功、散步、五禽戏等，每周2～3次，每次0.5～1小时。

3.饮食调摄

控制饮食，注意饮食规律，食量适中，饥饱有度，避免暴饮暴食，冷热软硬适宜，勿偏嗜五味，勿贪食肥甘、厚腻、生冷、燥热之品，加强营养，增强体质。

4.食疗

（1）党参猪肚汤

原料：党参30g，猪肚250g。制作：猪肚洗净，党参用粗纱布包好备用。将猪肚和党参一起放锅内加水煮熬至熟，取出纱布包即可食用，每日早、晚食用。

（2）赤豆鸭肉粥

原料：赤小豆25g，鸭肉100g，大米150g。制作：赤小豆洗净泡透，鸭肉切成丁备用。大米、赤小豆放入锅内加清水烧沸，再加入鸭肉、葱、姜、盐等同煮至粥黏稠、熟软即可。

（3）茯苓莲藕粥

原料：茯苓粉15g，莲藕100g，大枣50g，粳米80g，糖15g。粳米洗净，莲藕去皮、洗净、切丁，茯苓磨粉，大枣洗净待用。将粳米加水适量煮粥，待粥将熟时放茯苓粉、红枣、藕丁，煮熟后加白糖搅匀即可。

5.方药

（1）四君子汤

人参12g，白术10g，茯苓10g，甘草4.5g。

（2）黄芪建中汤

黄芪30g，桂枝10g，芍药10g，炙甘草10g，饴糖30g，大枣10g，生姜10g。

6.按摩

通过刺激经络和腧穴，益气养胃。常用穴位有关元、气海、足三里等。

（二）胃阳虚证

胃阳虚指阳气不足，胃失温煦，以胃脘部冷痛、喜温喜按、怕冷、四肢凉为主要表现的虚寒证候。本证多因饮食失调，平素喜欢吃生冷食物，或用药不当，过用苦寒、泻下药物，或平素脾胃虚弱，阳气本衰，或为久病之人，调养失当，伤及胃阳导致。

【证候特点】胃脘部冷痛，绵绵不已，时发时止，喜温喜按，食后疼痛缓解，吐清水，或夹有不消化食物，纳食减少，胃脘痞胀，倦怠乏力，畏寒怕冷，四肢冰冷，舌淡胖嫩，脉沉迟无力。

【证候分析】胃阳不足，虚寒内生，寒性凝滞，不通则痛，故胃脘疼痛不适；寒为阴邪，得温、得按则痛减；胃阳虚，则腐熟水谷功能减退，水谷不化，胃气上逆，则呕吐不消化食物；阳虚则无以温煦，则畏寒、四肢冰冷；胃阳虚运化失常，气血化生不足，故倦怠乏力。舌淡胖嫩、脉沉迟无力均为阳虚之象。

【调理原则】温阳和胃。

【调理方法】

1.起居调摄

注意休息，避风寒，保持居住环境干燥舒适，避免长期居住在阴冷潮湿环境。

2.运动调摄

经常进行体育健身活动，可保持机体的功能状态，减缓衰退，减少疾病发生。可选用比较柔缓的运动，如气功、太极剑、八段锦、五禽戏、散步等。

3.饮食调摄

清淡饮食，忌食生冷食物，避免过度使用苦寒、通便泻下药物。

4.食疗

山药炖羊肉

原料：羊肉500g，山药150g，料酒、盐、姜、葱、胡椒粉、陈皮、羊肉汤适量。制作：羊肉洗净，切块、焯水。山药用清水洗净后切片与羊肉一起置于锅中，注入适量羊肉汤，加葱、姜、胡椒粉、陈皮、料酒，用武火烧沸后撇去浮沫，改用文火炖至烂熟，加盐调味即成。

5.方药

（1）理中丸

党参15g，炒白术15g，干姜10g，甘草10g。

（2）附子理中丸

附子10g，党参15g，炒白术15g，干姜10g，甘草10g。

（3）小建中汤：

桂枝10g，甘草6g，大枣6枚，芍药20g，生姜10g，饴糖30g。

6.针灸按摩

通过针刺、艾灸刺激经络和腧穴，温阳和胃。常用穴位包括胃俞、足三里、肾俞、命门、中脘、神阙、天枢、关元、气海等。

（三）胃阴虚证

胃阴虚证多由热病后期，或气郁化火，或吐泻太过，或过食辛温，伤津耗液，胃阴受损所致。

【证候特点】胃脘嘈杂，隐隐作痛，饥不欲食，干呕呃逆，口燥咽干，大便闭结，小便短少，舌红少苔，脉细数。

【证候分析】胃阴不足，虚热内生，故见胃脘嘈杂，隐隐作痛；阴液不足，胃失濡润，则见饥不欲食；胃气失降，则干呕呃逆；胃阴亏虚，机体失润，则见口燥咽干，大便闭结，小便短少。舌红少苔、脉细数为阴虚之象。

【调理原则】养阴生津和胃。

【调理方法】

1.起居调摄

注意休息，避免外感，保持居住环境舒适。

2.运动调摄

坚持运动，根据个体差异，可选择跑步、游泳、健身、武术、气功等，每周2～3次，每次0.5～1小时。

3.饮食调摄

饮食规律，节制饮食，冷热、软硬适宜，不偏嗜五味。宜多食具有滋阴养胃的食品，如牛奶、鸡蛋、猪肉、鸭肉、银耳等。

4.食疗

（1）枸杞粳米粥

原料：枸杞子15g，粳米100g，白糖20g，水600mL。将枸杞子、粳米洗净备用。锅中放水，水开后加粳米文火煮15分钟，再加枸杞子、白糖煮至黏稠即可。

（2）党参麦冬枸杞蒸鱼翅

原料：党参20g，麦冬20g，鱼翅300g，鸡汤500mL，枸杞子20g，鸡精2g，料酒10mL，胡椒粉3g，生姜5g，鸡油25g，盐3g，葱10g。
制法：将麦冬洗净，捶破，取出内梗。枸杞子去果柄、杂质，洗净。

党参洗净。鱼翅用温水发透，用鸡汤蒸2小时，取出备用。生姜切片，葱切段。将鱼翅、生姜、葱、料酒、胡椒粉、盐、鸡油同放蒸盘内，加入鸡汤。在鱼翅上放上党参、麦冬和枸杞子，入蒸笼内武火蒸12分钟，放入鸡精即可食用。

（3）黄精猪肘煲

原料：黄精25g，黑豆50g，猪肘肉500g，盐4g，鸡精2g，料酒10mL，水2800mL，胡椒粉3g，生姜5g，竹荪20g，胡萝卜50g，葱10g。制法：黄精、黑豆同煮熟，黄精取出洗净，切薄片。猪肘肉洗净，去毛。生姜切片，葱切段。胡萝卜去皮，切块。竹荪用温水发好，切小段。将黄精、生姜、葱、料酒、胡萝卜同放炖锅内，加入水，置武火烧沸，再用文火煲45分钟，加入盐、胡椒粉、竹荪，煮熟加入鸡精即成。

（4）枸杞党参窝头

原料：枸杞子20g，玉米面粉500g，党参20g，白糖30g，水、蜂蜜适量。制法：枸杞子去果柄、杂质，洗净，用蜂蜜浸泡，党参用大米炒成黄色。将党参、枸杞子烘干，研成细粉。将玉米粉、党参粉、枸杞子粉放入盆内，加适量白糖、水，揉成面团，搓成长条，揪成剂子，然后捏成各种形态的窝头。蒸锅内加开水适量，上笼武火蒸15分钟即成。

（5）二参茶

原料：西洋参3g，沙参12g。制法：将西洋参润透后切薄片，沙参切小段。将两味药放入保温杯中，沸水冲泡，焖15分钟后即成。每日1剂，代茶饮用。

（6）人参麦冬茶

原料：人参3g，麦冬10g，水适量。制法：将人参切薄片，麦冬洗净。两味药放入杯中，沸水冲泡，焖15分钟后即成。每日1剂，代茶频饮，至味淡时，嚼食参片、麦冬。

5.中药调治

益胃汤：沙参9g，麦冬15g，冰糖3g，细生地15g，玉竹15g。

6.针灸按摩

通过刺激经络和腧穴，滋阴和胃，调和气血。常用穴位有内关、关元、中脘、足三里、公孙等。

（四）胃热炽盛证

长期过食肥甘、醇酒厚味、辛辣香燥，化热生火；或因情志不遂，肝郁化火犯胃；或为热邪内侵，胃火亢盛所致。

【证候特点】胃脘灼热疼痛、拒按，口渴喜饮冷，或消谷善饥，或口臭，牙龈肿痛、溃烂、齿衄，小便短黄，大便秘结，舌红，苔黄，脉滑数。

【证候分析】胃火上炎，迫血妄行，故见鼻衄，或兼齿衄；脾胃运化失职，积热内蕴，化燥伤津，消谷耗液，故见多食易饥、口渴、尿多；舌红、苔黄、脉数为胃热炽盛之象。

【调理原则】清热泻火。

【调理方法】

1.运动调摄

坚持运动，根据个体差异，可选择跑步、游泳、健身、武术、气功等，每周2～3次，每次0.5～1小时。

2.饮食调摄

节制饮食，注意饮食规律，食量适中，勿贪食肥甘、厚腻、燥热之品，不宜饮酒。宜多食清热泻火食物，如荷叶、栀子花、苦瓜、丝瓜、冬瓜、金银花等。

3.食疗

（1）扁豆银花荷叶饮

原料：白扁豆花15g，金银花15g，荷叶15g，冰糖、水适量。白扁豆花、金银花、荷叶洗净加入冰糖、水，置火上烧沸15分钟左右滤去汁液。再加水煎15分钟左右，滤出汁液，两次滤汁混合即可。

（2）小米绿豆粥

原料：小米150g，绿豆100g，白砂糖20g，水适量。做法：小米、绿豆洗净泡水30分钟，备用。锅中放适量水加入小米、绿豆，武火煮开，转用文火煮至小米、绿豆熟透，加入白砂糖即可食用。

（3）夏枯草王不留行蜜饮

原料：夏枯草30g，王不留行20g，蜂蜜20g。制法：将夏枯草、王不留行洗净，入锅加水适量，煎煮30分钟。去渣取汁，待药汁转温后，放入蜂蜜即成，上下午分服。

（4）凉拌鱼腥草

原料：鲜鱼腥草500g，莴苣50g，白糖15g，葱15g，芝麻油25mL，鸡精2g，盐3g。制法：将鱼腥草去老梗、黄叶，洗净；莴苣去皮，切丝；葱切段。将鱼腥草、莴苣、白糖、葱、芝麻油、鸡精、盐，拌匀即可食用。

4.中药调治

（1）黄连解毒汤

黄连6g，黄柏10g，黄芩10g，栀子10g。

（2）清胃散

升麻10g，生地黄10g，当归10g，川黄连6g，牡丹皮10g。

5.针灸按摩

常用穴位有内庭、足三里、上脘、下脘、中脘、三阴交等。

（五）食滞胃肠证

食滞胃脘证多由饮食不节、暴饮暴食所致。

【证候特点】脘腹胀满疼痛、拒按，厌食，嗳腐吞酸，或呕吐酸腐食物，吐后胀痛得减，或见肠鸣腹痛，泻下不爽，便臭如败卵，或大便秘结，舌苔厚腻，脉滑或沉实。

【证候分析】胃主受纳，以和降为顺。饮食停滞胃脘，胃失和降，气机不畅，则胃脘胀满疼痛而拒按；食积于内，拒于受纳，故厌食；胃气上逆，故呕吐；吐后胃气暂时疏通，故胀痛得减；胃中腐败谷物夹腐浊之气随胃气上逆，则见嗳腐吞酸，或吐酸腐食物。食滞肠腑，阻塞气机，则腹痛矢气频频，泻下之物秽臭如败卵，或大便秘结。胃中浊气上腾，则舌苔厚腻。脉滑或沉实，为食积之象。本证以脘腹胀满疼痛、呕吐酸腐食臭为审证要点。

【调理原则】消食导滞和胃。

【调理方法】

1.运动调摄

坚持运动，根据个体差异，可选择跑步、游泳、健身、武术、气功、导引等，每周2～3次，每次0.5～1小时。

2.饮食调摄

节制饮食，不要暴饮暴食，注意饮食规律，食量适中，冷热软硬适宜，吃容易消化食物，勿贪食肥甘、厚腻、生冷之品。宜多食促进消化之品，如山楂、鸡内金、麦芽、莱菔子等。

3.食疗

（1）山楂陈皮茶

原料：山楂50g，陈皮10g，水适量。制法：山楂、陈皮洗净，水煮，去渣饮茶。

（2）山楂鸡内金汤

原料：山楂50g，鸡内金20g，生姜3片，蒜5瓣，香菜数根，水适量。制法：山楂水煮，去渣留汤。鸡内金研末，生姜切丝，蒜捣蓉，香菜切段，备用。诸原料用山楂汤冲泡饮用。

4.中药调治

保和丸：焦山楂20g，六神曲15g，法半夏10g，茯苓10g，陈皮10g，连翘10g，炒莱菔子10g，炒麦芽10g。

5.针灸按摩

常用穴位有四缝穴、足三里、上脘、下脘、中脘等。

三、胃病养生歌诀

柴胡黄芩调升降，肝胃不和法宜尝。芍药甘草缓急求，苏梗香附疏理良。

九香虫共八月札，通则不痛气滞解。丹参若同血竭配，痛则不通血瘀康。

旋覆代赭治噫气，降逆宣中仲师旨。呃忒频仍尚有方，柿蒂应偕刀豆子。

黄连若还配知母，胃脘灼热服之愈。扁豆山药补中虚，嘈杂思食毋庸虑。

白螺蛳壳能制酸，更增瓦楞效益显。纳谷式微劝加餐，木瓜乌梅宜膺选。

腹痛泻泄木乘土，白术还需佐白芍。全瓜蒌合望江南，便秘何愁取入药。

四、胃经养生重辰时

辰时（7～9时）——早餐营养要均衡

辰时，胃酸分泌旺盛，消化功能强盛，适合食用富含营养的食物，但不宜吃辛辣炙煿的食物，否则容易引起胃火炽盛，出现嘴唇干燥，重则唇裂或生疮。辰时吃早饭，如春雨之于禾苗，能滋养胃脘，食物容易消化、吸收，能更好地为人体提供所需的营养物质。因此，早餐一定要吃好、吃饱。

第八章

畅 络 法

络，即经络，是人体内经脉和络脉的总称。经络是运行气血，联系脏腑、体表及全身各部的通道，是人体功能的调控系统，具有运送气血、传递信息、沟通内外的功能。"经"的原意是"纵丝"，有路径的意思，是粗大纵行的主干，简单地说就是经络系统中的主要路径，存在于机体内部，贯穿上下，沟通内外。"络"的原意是"网络"，是从经之主干分出的纵横交错的分支，简单地说就是主路分出的辅路，纵横交错，遍布全身。

一、畅络理论

（一）治病须知经络

【原文】凡治病不明脏腑经络，开口动手便错。(《医门法律·络脉论》)

【释义】凡是要给人治病，如果不懂脏腑经络理论，一开口动手就会出现错误。所以，作为一个医生必须牢记脏腑经络理论，而养生保健也必须了解脏腑经络的知识，尤其是以通为用的络脉生理特性。否则，不管是治病还是养生都会走进误区。

（二）络之名称与数量

【原文】络者，兜络之义，即十二经之外城也。复有胃之大络，脾之大络及奇经之大络，则又外城之通界，皇华出入之总途也，故又曰络有十五焉。十二经生十二络，十二络生一百八十系络，系络生一百八十缠络，缠络生三万四千孙络。自内而生出者，愈多则愈小，稍大者在腧穴肌肉间，营气所主，外廓由是出诸皮毛，方为小络，方为卫气所主。(《医门法律·络脉论》)

【释义】本条阐述了络的名称与数量，并指出了络脉与经脉的关系。稍粗大些的络脉分布在腧穴和肌肉之间，其运行的是营气（血）；而循行在皮毛间的称之为小络，其中运行的是卫气。

（三）络虚则邪中

1.络虚则外邪伤络

【原文】故外邪从卫而入，不遽入于营，亦以络脉缠绊之也。至络中邪盛，则入于营矣。故曰：络盛则入于经，以营行经脉之中故也。然风寒六淫外邪，无形易入，络脉不能禁止，而盛则入于经矣。若营气自内所生诸病，为血、为气、为痰饮、为积聚，种种有形，势不能出于络外。(《医门法律·络脉论》)

【释义】所以，外邪从表面入，不立即进入营分，多在络脉之间缠绵，直至邪气较盛时进入营分。如果是营气出现了问题，疾病就自内产生，可以病在血分也可以病在气分。因营主血，有形阻于内而不能出于络外，或生成痰饮，或成为积聚。

2.胃络传染病于肺

【原文】胃之大络贯膈络肺，不辨其络，亦孰知膈间紧逼，肺间气胀痰胶，为胃病之所传哉。(《寓意草·为顾梅先议失血症并论

病机》)

【释义】胃的大络穿过膈而络于肺，如不辨清其络，怎知道膈间紧绷、肺气胀痰黏是因为胃病传于肺呢，也就是说胃的络脉如果不通畅致病，就可以通过相连的络脉传递给肺，导致肺的病变。

关于咳嗽与肺胃的联系，在《素问·咳论》中指出"此皆取于胃，关于肺"。除了喻嘉言强调的胃与肺经脉相连，此外，肺属金，脾胃属土，生理上，肺的部分精微之气来源于脾胃，故脾胃为肺之母，即土生金。病理上，脾胃有病，自然会传输于肺，即母病及子。

临床上，有相当一部分呼吸道疾病的发生同脾胃有密切关系，如常喝凉水可引起咳嗽（特别是冬季），是由于胃中寒气循经脉上输到肺，伤了肺中阳气所致；而经常吃辛辣、刺激性食物，容易得慢性咽喉炎，是因为这些食物容易损伤胃阴，胃阴不足，胃火循经脉上炎损伤肺阴所致。

所以，平时养生，必须保证胃和肺的络脉通畅，才不会发生胃与肺的病变。

（四）邪阻于络，以舒畅络脉为治

【原文】故经盛入络，络盛返经，留连不已，是以有取于砭射，以决出其络中之邪。(《医门法律·络脉论》)

【释义】所以，邪气盛于经脉的时候就会溢于络脉，而邪气盛于络脉的时候，又可以返回到经脉，如此流连不已。所以，可用砭石、针刺或放血的方法祛除邪气，疏畅络脉。

如前所述，喻嘉言养生非常重视经络，他强调必须了解脏腑经络知识，尤其是络以通为用的生理特性，否则，不管是治病还是养生都会走进误区。

二、经络调理方法

（一）十四经脉

1.手太阴肺经　寅时（3~5时）

【生理功能】肺主气司呼吸，朝百脉，助心行血，主通调水道，外合皮毛（调节水液代谢、调节呼吸、调节体温），开窍于鼻。经常调理疏通肺经可保证肺部的功能正常，有效预防肺部疾病。

【经络不通】怕风易汗，咽干咳嗽，动则气短，皮肤干燥、过敏，面色无华，面色灰暗无光、毛孔粗大，音哑、咳嗽，气喘，胸闷，鼻炎、咽炎，斑、疹、痘，四肢麻木或发冷，失眠等。

【主治】

虚证：皮肤功能下降，手足寒、麻木，咽干，咳嗽等。

实证：呼吸不畅，咽喉感觉异常，胸闷，咳嗽、气喘，肩背酸痛，易患痔疮等。

【养生之道】肺经主时多为深睡眠阶段，此时人体需要较多氧气，要特别注意观察呼吸衰竭患者此时的反应和症状。肺癌和心脏病患者多在寅时去世。

肺经保健疗法：从胸前锁骨下起，沿着手臂内侧前缘到拇指内侧端止，为人体肺经。"肺主皮毛"，经常敲打肺经的同时，保证每天至少1500mL的进水量，就能使水分通过肺经运转到真皮层，使皮肤不干燥。敲打肺经时，从大臂到手腕上方，可用半空拳敲打；由于手掌面积较小，从手腕到拇指内侧，可用另一只手的拇指按压，以使穴位足够受力。

2.手阳明大肠经　卯时（5~7时）

【生理功能】大肠排泄糟粕，促进津液代谢，清理体内环境。大肠经在生理上能促进大肠的蠕动，使人体能顺利排便，改善便秘。大肠经循行面部，若经络受阻，会引发面瘫、面游风等。

【经络不通】牙痛、头痛，慢性咽喉炎、咽干，皮肤过敏，肠胃功能减弱，肩周痛，腹痛、腹胀，泄泻、便秘等。

【主治】

虚证：大便不调，腹鸣、腹痛，肩膀酸痛、僵硬，皮肤无光泽，咽干，喘息等。

实证：腹胀，易便秘、痔疮，肩背部不适或疼痛，牙疼，皮肤异常等。

【养生之道】卯时起床排便后喝杯温开水，开始健身运动。

大肠经保健疗法：大肠经从食指指尖开始，沿着手臂外侧前缘，止于鼻翼旁。建议在早餐前敲打大肠经，可清肠、促进代谢。

3.足阳明胃经　辰时（7~9时）

【生理功能】胃主受纳、腐熟水谷，喜润恶燥，以通降为顺。足阳明胃经是多气多血的经络，胃经通畅则面色红润，不畅则面黄。胃经强健，是人体健康长寿的保证。调理胃经可以有效改善胃部不适、面色萎黄等，胃经的气血不足甚至影响成年以后的身体机能。

【经络不通】唇舌干燥、咽痛，消化不良或易饥、腹胀、胃痛，消瘦，怕热，倦怠，膝关节酸痛，大便干燥甚至便秘，小便黄，牙龈肿痛、出血等。

【主治】

虚证：食欲不振、消化不良、易打嗝、胃胀、食后胃痛，牙龈肿痛、出血，腹胀、腹泻，呕吐。

实证：易饥，膝关节酸痛，口干、咽痛，便秘，小便黄。

【养生之道】辰时勿忘吃早餐。长期不吃早餐容易罹患胃溃疡、胃炎、十二指肠炎、胆囊炎（胆汁形成晶体）等疾病。辰时敲胃经能启动人体的消化系统，饭后1小时后按揉胃经可调节胃肠功能。

胃经保健疗法：胃经从锁骨下开始，沿双乳，过腹部，到两腿正面，止于第4脚趾趾间。面部供血主要靠胃经，面部的光泽、弹性都与胃经供血有关。如果脸上突然起了皱纹，很可能是胃经气血亏虚导致的。胃经的最佳敲打时间是7~9时，坚持敲打，会使面色白里透红。

4.足太阴脾经 巳时（9~11时）

【生理功能】脾主运化食物，输布津液，为后天之本、气血生化之源。脾统血，使血液循经而行。脾主升清，维持内脏位置恒定。脾主肌肉，脾气健运，四肢营养充足，则肌肉丰满，健壮结实，四肢灵活有力。脾其华在唇，脾气健运，口唇红润光泽。脾开窍于口，脾气健旺，食欲旺盛，口味正常。脾在志为思考、思虑。

【经络不通】脘腹胀气、消化不良、便溏，疲劳乏力，眼袋明显，口淡、呕吐，胸闷，头胀，脚肿、膝关节酸胀、活动不利，消瘦或肥胖，嗜睡等。

【主治】

虚证：消化不良、脘腹胀气、食欲不振，膝关节酸胀，易疲劳、嗜睡，眼袋明显，大便异常等。

实证：消化不良、易胀气、打嗝，头疼，疲倦乏力，膝关节酸胀，排便异常等。

【养生之道】巳时是脾经开穴运行的时间，也是护脾最好的时间段。这个时间段慢慢饮一些温开水，让脾脏处于活跃的程度，身体开始白天的"水循环"，进入比较良性的新陈代谢。口渴就代表身体已经缺水，不能等口渴了再喝水，应均匀地喝水。

脾经保健疗法：将一只脚的脚踝压在另一条大腿上的坐法。采用这种坐法利于对脾经的按摩、拍打。因为脾经起于足大趾内侧端的隐白穴，然后沿小腿内侧正中线上行，再进入大腿内侧前缘，然后进入腹部。这个坐姿正好可以将脾经暴露出来，从而便于按摩、拍打。自隐白穴起，沿脾经向上按摩。拍打时要握空拳，用掌指关节端由上至下一路拍打下来，用力适中，拍打大腿部位的脾经可稍用力。两条腿都要拍打，每侧拍打10分钟，时间是上午9~11时最好，即气血流注脾经之时。

5.手少阴心经　午时（11~13时）

【生理功能】心主血脉，包括行血和生血两方面。行血，即心气推动血液在脉内运行，以输送营养物质；生血，即水谷精微经心火化赤为血。心主血脉，又主神志，心其华在面，开窍于舌。心经与头部的活动密切相关，调理心经能缓解头部的压力，改善失眠、多梦等睡眠质量的问题。

【经络不通】心经不通则心烦心悸，胸闷胸痛，短气，忧郁易怒，口腔溃疡，口干口臭，唇舌苍白、青紫，上臂、前臂内侧后缘痛或厥冷，手脚凉，自汗或冷汗，乏力，失眠、健忘，晕眩等。

【主治】

虚证：胸闷胸痛，心悸，短气，脸红，口腔溃疡，口臭，唇舌苍白或青紫，四肢沉重，易疲倦，手脚凉，失眠、健忘，眩晕等。

实证：呼吸不畅，头痛，口干、口苦，心烦，掌心发热，自汗或冷汗等。

【养生之道】午时小憩助精力。心经主时保持心情舒畅，适当午睡但尽量不超过1小时。午睡后要适当运动，以利疏通周身气血，增强脏腑的功能活动。

心经保健疗法：心经始于腋下，止于小拇指指尖，贯穿上臂内侧。中医认为，心经是透露人体健康的指标，是不可不试的健康自测法。具体方法很简单：先将手向前伸直，保持15秒后斜放下，与身体成45°夹角，10秒后再把手臂垂直举高，如果血液迅速下流，静脉凸显消失，说明指标正常；如果静脉凸显消失缓慢，说明过度疲劳。

6.手太阳小肠经　未时（13~15时）

【生理功能】小肠主受纳化物，接纳了由胃而来的初步消化的饮食物，并将饮食物进一步消化吸收，化为可以被机体利用的营养物质，分别清浊。

【经络不通】小肠经不通，影响人体精微物质的吸收，导致抵抗力下降、体质变弱等。症状主要有消化不良、腹泻、小腹绕脐而痛，颠顶痛，皮肤粗糙，面部斑点，虚胖、手脚怕冷，肩周炎，耳鸣、听力减退等。

【主治】以小肠功能失调所导致的消化不良、腹胀、腹泻为主，此外还包括小肠经循行部位的异常，如耳聋，眼睛发黄，面颊肿，颈部、肩胛、上臂、前臂的外侧后缘痛。

【养生之道】午餐应在13时之前完成，才能在小肠经精力最旺盛的时候充分吸收营养物质。

小肠经保健疗法：小肠经由小指外侧端开始，沿着手背外侧至腕部，沿上肢外侧后缘至肩绕行肩胛部，沿颈上面颊，止于目外眦。小肠的功能是消化和吸收饮食物，如果功能减弱，手臂就会出现肌肉松弛，要想有纤细手臂，就要经常揉捏小肠经。具体做法是将手举起来，用手指肚捏手臂内侧，以微有痛感为佳。经常这么做，小肠经附近的肌肉血流通畅不致松弛。

7.足太阳膀胱经　申时（15～17时）

【生理功能】膀胱储存尿液，排泄小便。足太阳膀胱经上分布着五脏六腑相应的背俞穴，这些背俞穴能调节对应脏腑的生理及病理问题。膀胱经是人体最长的经络，它贯穿头、背、足。调理膀胱经，用泄的手法可以祛除体内的风、寒、湿、燥、火等毒素，能很快改善腰背紧痛的现象。

【经络不通】膀胱经经络不通则可有恶风怕冷，颈、肩、腰、背、关节痛，腰膝酸软，尿频、尿急、尿黄，下肢静脉曲张等。

【主治】

虚证：腰背部酸痛不适，腿酸，痔疮，尿频等。

实证：后颈部疼痛，坐骨神经痛，腰痛，头痛，流泪，流鼻血。

【养生之道】膀胱所主之时，适当多喝水。

膀胱经保健疗法：膀胱经从面部睛明穴起，上头旁夹督脉向背而行，延至后背、臀部，于足跟止。经常敲打膀胱经，可改善脑部供血，刺激脑神经，提高记忆力。申时敲打膀胱经可有效减少"午乏"，使人精力格外充沛。

8.足少阴肾经　酉时（17～19时）

【生理功能】肾是人体先天之本，藏精，主生殖，调节人体水液代谢平衡。肾为气之根，摄纳肺气下归，使呼吸深长；肾为阴阳之根本，肾精有促进骨骼生长、发育、修复的作用，使牙齿更坚固；肾其华在发，肾精充足，则发黑而光泽；肾开窍于耳及二阴，肾精充足，听觉灵敏，大小便正常；肾在志为恐。

【经络不通】精力不足，手足怕冷，口干舌燥，足跟痛，腰膝酸痛，月经不调，性欲减退，尿频、尿急、尿少。

【主治】

虚证：耳鸣，健忘，腿酸，性欲减退，骨质疏松，尿频，便秘，易疲劳，手脚冰冷等。

实证：耳鸣，口干舌燥，月经不调，血压异常，小便量少、色深、浑浊，性欲减退，神经衰弱等。

【养生之道】酉时是肾经所主之时。对于阳痿的患者而言，在这个时候按摩肾经穴位会有较好的效果。

肾经保健疗法：按摩肾经的穴位可以疏通肾经，其中主要的养生穴位是涌泉穴，可以提高人体免疫力。

9.手厥阴心包经 戌时（19～21时）

【生理功能】心包是心的外围组织，故有保护心脏、代心受邪的功能。心脏疾病的症状大多可以通过调理心包经得到改善和治疗，并且经常疏通心包经可有效预防心脑血管疾病和心肌梗死，特别是有心悸和家族性心脏病的人需要长期的调理心包经。

【经络不通】多梦、易醒、难入睡，健忘，口干，神经衰弱，心慌，胸闷，气短，手心出汗，自汗，手臂挛急，腋肿等。

【主治】心经病证，如胸闷、心痛，眠差，头昏、头痛等。

【养生之道】戌时是心包经所主之时，心脏不好的人最好在这个时候按摩、敲打心包经，效果最好。

心包经保健疗法：从乳头外侧的天池穴开始，到中指尖末端，为心包经。19时至21时是心包经所主之时，如果此时敲打心包经，可使血液中积存的胆固醇顺畅地排出体外，加快食物、脂肪在体内的代谢速度。

10.手少阳三焦经 亥时（21～23时）

【生理功能】三焦通行元气，元气通过三焦运行、输送到五脏六腑，充沛于全身，以激发、推动脏腑组织的功能活动；在水液代谢过程中，三焦还有疏通水道、运行水液的作用，是水液升降出入的通道。调理三焦经可以改善面色，加速淋巴回流，并有调节内分泌的作用。

【经络不通】头晕、头痛、耳鸣，肩痛，倦怠、乏力，上热下寒，手足怕冷，面部长斑，易怒，皮肤易过敏，肌肉、关节酸痛无力，食欲不振，面色㿠白，呼吸浅，尿少。

【主治】

虚证：面部长斑，头晕，易疲劳，上肢无力，腹胀，面色㿠白，呼吸困难，胃痛纳差等。

实证：淋巴炎，偏头痛，肩部酸痛，发热，耳鸣，易怒，小便异常等。

【养生之道】亥时要保持心情平静、休息，不生气、不狂喜、不大悲。三焦通，百脉通，此时是睡觉的最好时间。

三焦经保健疗法：三焦经起于无名指末端，止于目外眦丝竹空穴。三焦经是人体总指挥，它能使各个脏腑顺利合作，步调一致，三焦的功能相当于淋巴系统，可见其作用不一般。经常敲打三焦经，能提高机体免疫力。三焦经还主管水液运行，建议敲打三焦经前尽量少喝水，否则容易导致体内水液沉积太多，次日清晨眼睑浮肿。

11. 足少阳胆经　子时（23～1时）

【生理功能】胆储藏、浓缩胆汁，胆汁通过胆的疏泄作用进入小肠；胆主决断，是指胆在精神意识思维活动过程中，具有判断事物、做决定的能力。

【经络不通】胆经不通会严重影响人的腿部血液循环，导致腿凉，还会引起肥胖；经常调理胆经，可辅助肝脏的调养，并协助减肥，还能缓解偏头痛。胆经不通，还可能有口干口苦，易惊悸、叹息，便溏或便秘，皮肤萎黄，胃胀、消化不良，脂肪瘤，失眠、多梦，关节痛，下肢病等。

【主治】

虚证：头昏，目黄、视力下降，皮肤无光泽等。

实证：易失眠、偏头痛，胸胀闷，口苦、食欲不振，血压异常，右上腹疼痛等。

【养生之道】

胆经保健疗法：建议每天敲打下肢胆经循行部位，各200下，提高胆汁分泌速度。

12.足厥阴肝经 丑时（1～3时）

【生理功能】肝经能舒畅情志，使脾胃升降自如，胆汁分泌正常，维持气血津液运行，调理冲任、精室，促进经、带、胎、产正常；主藏血，调节血量；主筋，使筋强力壮，运动自如；其华在爪，开窍于目。肝经布两胁，绕阴器，夹脊抵腰（肝经起于足大趾外侧大敦穴，沿腿部内侧往上，经腹部，到子宫、生殖区，再到胸、头、眼）。肝经对女性而言，是调理机体最好的经络之一，可有效调理更年期综合征、月经病、乳腺增生、眼干、头晕等；经常调理肝经可使女性更柔美，远离妇科疾病的困扰。

【经络不通】情志抑郁，易惊恐、发怒，口干口苦，胸胁胀痛，血压不稳，眩晕，皮肤萎黄，疲倦乏力，视力模糊，前列腺肥大，月经不调，乳房疾病，小便色黄，黑眼圈，迎风流泪，面色㿠白，性功能减退，下肢无力等。

【主治】

虚证：抑郁，易疲倦乏力，视力减退，性功能减退，头晕眼花，皮肤萎黄等。

实证：易怒，口干、口苦，头晕腰痛，月经不调，失眠，肋间神经痛等。

【养生之道】凌晨1~3时应熟睡以保肝脏。凌晨1~3时必须进入熟睡状态，让肝脏得到最充足能量。如果凌晨1~3时不入睡，肝还在输出能量支持人的思维和行动，就无法完成新陈代谢。虚火旺盛的人在凌晨1~3时睡着，还能降虚火。

肝经保健疗法：疏通肝经可以沿肝经进行推揉、刮痧，具体方法是手捏拳，用指关节的第二节推刮；或按摩大腿内侧根部，往返式推揉。推揉、刮推肝经，具有清肝明目、泻肝火、疏肝利胆的功效。

13. 任脉

【生理功能】任脉是从女性子宫和男性会阴部发起的一条经络，它调节阴经气血，为"阴脉之海"。任脉行于腹部正中，腹为阴，说明任脉对一身阴经脉气具有总揽、总任的作用。另外，足三阴经在小腹与任脉相交，手三阴经借足三阴经与任脉相通，因此，有任脉"总任诸阴"之说。任脉起于胞中，具有调节月经、妊养胎儿的作用，故有"任主胞胎"之说。

【经络不通】任脉主管女性性激素，任脉不通易导致月经量少、阴道松弛、面部黄褐斑等。

【主治】调养任脉，主治阴阳失调之怕热多汗，月经不调，阳痿，性冷淡，消化不良，胸闷气喘。

14. 督脉

【生理功能】督脉为"阳脉之海"，调节阳经气血。督脉循身之背，背为阳，六条阳经与督脉交会于大椎穴，督脉对阳经具有调节作用，故有"总督一身阳经"之说。

【经络不通】督脉不通，可出现形寒怕冷，手足不温，疲劳乏力，颈、腰痛，痔疮，便秘。

【主治】心、肝、脾、肺、肾、小肠等在督脉上都有反射区，所以调督脉可以调节五脏六腑的平衡；督脉还可以有效改善脊柱弯曲和颈椎、腰椎的问题；督脉主人体精气神，调理督脉可以使人体更有精气神。

（二）经络保健操

第1节 腹式呼吸

腹式呼吸可以培固人体元气，提高免疫力，对高血压、糖尿病、便秘、失眠、免疫力低下等有良好的调节作用。

【操作】全身放松，两脚与肩同宽站立，左手搭右手轻轻放在小腹上，两眼微闭。吸气时，把气直接吸向腹部。此时，手被腹部抬起，吸气越深，腹部升起越高。随着腹部扩张，横膈膜下降。然后呼气，腹部向内、朝脊柱方向收。尽量收缩腹部，把所有气呼出体外。此时，横膈膜自然升起。反复几次，也可单做此式。

第2节 下蹲运动

下蹲运动是一种全身运动，可以活跃全身所有经络的气血，加强足六经与督脉的活力，可固肾经、强腰力，积蓄生命阳气，对冠心病、糖尿病、免疫力下降、便秘等有良好的预防和调节作用。

【操作】缓蹲缓起，不要猛蹲猛起。

高蹲：两腿并拢，全身放松，微蹲，同时两臂平举，一蹲二起，反复四八拍。

中蹲：两腿并拢，全身放松，做中蹲，大腿与地面平行，同时两臂平举，一蹲二起，反复二八拍。

全蹲：两腿并拢，全身放松，尽量下蹲，同时两臂平举，一蹲二起，反复二八拍。

第3节　拍打胆经

胆经是十二经子午流注的起端，是保证全身气血运行畅通的关键，经常拍打胆经，可以调理全身气血，对气血瘀滞、脏腑失调等有很好的疗效。

做法：两腿并拢，全身放松，双臂自然下垂，用双手空心掌自大腿两侧沿胆经用力上下拍打，同时随节奏微微屈膝，拍六八拍，共拍3次，中间稍停片刻。

第4节　手抓运动

手抓运动是通过锻炼手部六条经络增益人体大脑、心脏功能，对预防阿尔茨海默病、心脑血管疾病有很好的效果。此外，对肩肘关节的疾病也有较好的预防和调节作用。

【操作】

猫抓：两腿并拢，全身放松，双臂自然弯曲于胸前，手与眼睛平行，双臂自然向两侧扩展，双手自眼前向两侧做弧形运动（似猫抓墙），十指用力由张开到弯曲同时微微屈膝为一个动作，做四八拍。

婴儿抓：两腿并拢，全身放松，双手伸开，双臂做托盘子状放在身体两侧，大臂贴身体两侧向后收，同时手指以掌关节为轴向掌心方向直弯，微微屈膝为一个动作，做四八拍。

鹰抓：两腿与肩同宽，全身放松，双手似鹰爪放置胸前。全蹲，双手同时用力向地面方向插。起立，手指用力弯曲提起，向肩部收缩，蹲下为1，起来为2，做二八拍。

第5节　弹指运动

【操作】两腿并拢，全身放松，双臂自然屈于胸前，甩动手腕，做手指屈伸的弹指运动，同时微微屈膝，每个手指做四八拍。

第6节　拍打六要穴

人体有14条经脉，每条经脉都有很多穴位，其中有6个穴位是保健养生的重要穴位：①膻中穴，对肺脏和心脏疾病有很好的预防与治疗作用。②大椎穴，是治疗颈椎病的首选要穴。③内关穴，可防治各种心脏疾病，增强心肺功能。④合谷穴，是治疗头面部疾病、预防老年中风和阿尔茨海默病的第一要穴。⑤肾俞穴，是调理肾脏的第一要穴，对治疗肾虚阳痿、耳聋耳鸣、前列腺疾病、糖尿病等有着很好的效果。⑥足三里，可以调理人体后天之本——脾胃，治疗与脾胃有关的疾病。

【操作】两腿并拢，全身放松，两臂前伸，双手掌心相对虚合在一起形成中空，两臂回弯，用大鱼际击打膻中穴，同时微微屈膝，做六八拍。身体微向前倾，双臂弯过脑后，用大鱼际击打大椎穴，同时微微屈膝，做六八拍。两腿并拢，全身放松，左臂抬起前伸，掌心向上，用右手自左肩沿手三阴经上下拍打，同时微微屈膝，六八拍依次击打内关穴、合谷穴。然后上下拍打手臂外侧，也是六八拍。最后拍几下肩井穴，结束。换臂拍打，重复以上动作。

两腿并拢，全身放松，双手放在胸前，自丹田拍起，沿任脉向下拍到小腹，沿带脉向后拍到肾俞，同时微微屈膝，做六八拍。然后，上下拍大腿后面，四八拍，到足跟，转向前面上下拍四八拍，向上拍到小腹沿带脉向后拍，到肾俞，拍打六八。再从大腿两侧向下拍到足三里，拍六八拍，向下到脚腕，分开腿内侧上下拍，做四八拍，最后再左右拍小腹结束。

第7节 拍打膀胱经

膀胱经是人体的下水道，保持膀胱经的通畅是人体正常排泄的重要保证。

【操作】需要两个人配合，手腕放松，用空心掌拍打脊椎两侧，做四八拍。

喻嘉言历史考究评价

一、喻嘉言生平

喻嘉言（1585—约1664），名昌，号西昌老人，江西新建人，著名医学家，盱江医学的代表人物，位列我国医学"清初三大家之一"。明万历十三年（1585），喻嘉言出生于江西省新建县（现南昌市新建区），本名喻昌，字嘉言。因新建地处南昌之西，故称之为西昌，喻嘉言晚年自号西昌老人。至于其家族及里居情况，目前尚无可考证。

喻嘉言历经"自儒而之禅，自禅而之医""以医为世"的一生，对伤寒、温病、杂病及妇儿等方面均有较深的造诣，其学术思想对后世有相当深远的影响。

少小，喻氏聪颖潇洒，幼年便能作文，随祖父喻尧荣习儒，攻举子业；随父亲喻玉习医药，"少遇异人授予秘方兼善黄白之术"（《牧斋遗事》），熟谙岐黄及道家方术。

不惑，喻嘉言攻举子业，精力过人，博览群书，自命不凡。明崇祯庚午年（1630），45岁的喻嘉言中了个副贡，入北京国子监读书，他希望能因此而大有作为。在此期间，他曾向朝廷上书，陈述对国事的看法，但一直没有得到采纳与重视，只好扫兴而归。回家后，喻氏感于政治上的抱负得不到施展，加上家庭的变故，意志消沉，披鬎为僧。在学习佛学的同时，也钻研医学，刻苦攻读《黄帝内经》《伤寒论》等中医经典著作，不久又蓄发下山，弃仕行医，行医于南昌、新建、清江、安义、靖安一带。喻氏有个姐姐，嫁于靖安县舒门。他与姐姐的感情很好，蓄发行医的初期，常来往于南昌与靖安，且更多的时间是在靖安。据《靖安县志》载："其居靖安最久，治疗多奇中，户外之履常满焉。"喻嘉言待人热情，每当"人有求者未尝以事辞"，加上精湛的医术，深为医林所重。如他访问王翙，主人出示自己编纂的一部本草学书稿，嘉言看后评价说："君其手握灵珠，以烛照千古乎！"后来，王翙就把这部书取名为《握灵本草》。

明崇祯癸未年（1643），喻氏撰写了他的医学处女作——《寓意草》，这是中医学中较早的一部个人自订医案，也是首次记载我国人工种痘病案的一本书。以笔记体裁写成，记录了喻氏经治的60多个案例，有很多独到的见解，一直受到后世医家的重视。

花甲，由医隐禅，"寻诏徵，力辞不就"（《新建县志》），入豫章城南百福寺为僧，专意佛学和医学，撰《尚论篇》。

皓首，出禅隐医，往来江西南昌、新建、靖安间，客游三吴两淮诸地，以医济世，活人甚众，时人称"神医"。后"侨居常熟，以医名，治疗多奇中"（《清史稿》）。晚年，他感到"吾执方以疗人，功在一时；吾著书以教人，功在万世"，遂专志著书立说，撰《医门法律》《尚论后篇》等10余种，且大开讲堂授徒传医，"大举温症，以建当世赤帜"（《尚论后篇》），讲温病，门徒云集，江南诸地听讲者众，喻嘉言竭力弘扬仲景学说并规范辨证论治，广为传播温病辨治之法，极大地推动了当时温病学的发展，名震江南。

清顺治戊戌年（1658）八月，喻氏又开堂讲学，主要讲述对温病学说。突然患中风，舌卷昏迷，生命垂危两百余日，以致肉脱皮焦，气喘渐断，直至次年三月方稍愈。病中喻嘉言还为讲学时的语录——《会讲温证语录》题词，这也是目前所知喻氏在世时出版的最后一部著作。在题词中，喻氏简短地回顾了自己一生的经历，也对自己进行了一些评价；还回顾了以前对王叔和等人的批评有过严之处。

喻氏善弈，清康熙甲辰年（1664）前后，80岁左右的嘉言与国手李元兆对弈，竟达三昼夜。局终收子时，溘然长逝。

由于喻氏独身寓居常熟，又无子嗣，死后他的外甥从江西赶到常熟，扶枢而归。初时，停枢于靖安萧寺。但由于喻氏的声望和影响，雍正年间（1723～1735年），又由深通医学的曹必聘率领众医从靖安迎枢至南昌，安放在城南百福寺中，寺中并有喻嘉言塑像和画像。画像中，喻嘉言戴笠着履，飘然有凌云之慨。画上并有翁方纲学使的题词："城南百福寺喻征士嘉言遗像。医国藏高手，床头寓意篇；成名宁在艺，萎蜕或疑仙；真像留荒寺，遗骸表古阡；行人识征士，瞻拜礼加虔。"

喻氏身处明末清初乱世，深惜瘟疫流行、民生之病苦，感慨当时学术之沉闷，叹"医事不振久矣"（《尚论篇》自序），遂以振兴医学为己任，重订《伤寒论》条目，倡导"三纲鼎立""秋燥论""大气论""先议病后用药"及从三焦和营卫立论辨治温病等学说；首开温病三焦、营卫辨证之先河，弥补《伤寒论》详伤寒略温病之不足；强调辨证施治和诊治规范，树立慎防误诊、误治观念，制定医案书写标准格式，为后世医家推崇沿用。如叶天士、吴鞠通等在喻氏三焦和营卫论的基础上，开创温病三焦辨证和卫气营血辨证学说；张锡纯在喻氏"大气论"基础上，创制升陷汤；郑梅涧在喻氏秋燥论及清燥救肺汤的基础上，创制养阴清肺汤。清代著名温病学家王孟英赞喻嘉言"识超千古"；伤寒学家林北海誉喻嘉言"高出千古"；朴学大师阎若璩将喻嘉言列为清代十四位圣人之一(《潜邱劄记》);江右民众敬喻嘉言 "立祠祀之"(《南昌府志》),礼部侍郎钱谦益以佛龛供奉喻嘉言遗像并称颂其为 "圣医"(《清代七百名人传》)。

可见,喻氏一生,好学善文,儒释道兼通,精于医学,以医名世。少时由儒习医通道,不甘弃仕隐医,花甲由医隐禅,皓首出禅隐医。以医济世,行医江南;会讲授徒,门徒遍江南。少小谙医,终成大医;医名冠绝,人皆景之;誉满江南,堪称 "江南圣医"。

二、"披鬀为僧" 和 "寻诏徵,不就"

这是喻氏生平中两个较为重要的经历,也是探讨喻氏由儒转医的原因和民族气节的两个重要事情,但各家就此二事在时间上说法不一。

《清史稿》载:"明崇祯中以副榜贡生入都上京言事,寻诏徵,不就,往来靖安间,披鬀为僧,复蓄发游江南。顺治中,侨居常熟,以医名。"

《新建县志》云:中崇祯庚午副榜。入京,以书生上书,愤欲有为,卒无所就。顺治初,寻诏徵,力辞不就,佯狂披鬀。复蓄发,游三吴,侨居常熟。

谢观《中国医学大辞典》和王吉民、伍连德《中国医史》都提到其为僧一事。前者认为是 "遭国变,遂隐于禅学",后者却以为 "没有在京都得到职位,于是他先入僧院,过隐士生活,其后又转入医业"。

喻氏自己也说过其 "中岁弃家逃禅",而陈瑚为喻氏书作序时亦提到他不应征诏一事,因此,这两件事都是可信的。

喻氏中年以后一直行医,他的第一部著作刊行于明崇祯年间(1628~1644年),喻氏时年58岁,此时他已行医多年。又从他的著作中反映出来的浓厚的佛家思想可知，他已对佛学有过较深的研究。结合他自述是在中年出家，那么就应该削发出家在前、蓄发行医在后，出家的时间在明崇祯年间，即他50岁左右的时候。

《虞阳说苑·牧斋遗事》载："嘉言本姓朱，明之宗室也，鼎革后讳其姓。"但考证其他有关文献，都言其姓喻，《新建县志》也没有记载喻氏是明的宗室。喻氏既不是明宗室，时间上又在明代，则出家就不会是因为"鼎革"而需避乱或民族感情的问题。关于后者，还可以从他晚年在常熟与"南北三朝元老，清明二代词臣"钱谦益的密切交往上反映出来。究其因，只能是由于他在仕途上不能展其抱负，以致心灰意懒而遁入空门。

至于"家庭变故"，是根据喻氏有家而弃、还俗后独居、无子嗣等情况推测出来的。

清朝为巩固其统治，笼络民心，曾有意识地诏征一批汉族名人。喻氏虽到处以精湛的医术闻名，但其真正声名大振是在晚年的著书刊行和与当时的一批名人交往以后，这两者的结合才有被诏征的可能，被诏征却"力辞不就"，也只有在喻氏晚年将自己的全部身心投入医学事业并取得重大成就以后才有可能。而在明崇祯年间，一个名不见经传的、在太学读书的副榜贡生靠写了一篇并未被采纳的文章而诏征的可能性极小，并且当时一心想在仕途上大展宏图的喻嘉言也不会不应征。因此，喻氏的被诏征应在清顺治年间。

三、卒年

喻氏卒年，目前也不能找到确切的记载。《江西通志》认为卒于80岁，《常熟县志》则卒于80余岁，《新建县志》从80余岁之说。

杨铭鼎在《中国历代名医及其著述简表》一文中定卒于1682年，

近年出版的《中国医史年表》从杨说；而范行准在《钱牧斋与喻嘉言》一文中更认为喻氏在1683年（即98岁）还健康地活着。范文根据的是清康熙时王翃《握灵本草》序言，其曰："是编也，始于丙申（1656），迄今于壬戌（1682），凡四易稿而成……是编初成，西昌嘉言喻先生适馆余舍，曾出以示。"

笔者认为喻氏卒于80岁左右的说法较为可靠。因方志的记载一般较准确，而且几种方志的说法又都较统一。1658年，喻氏患了一次严重的中风，又自《会讲温证语录》一书后，迄今尚未发现喻氏的任何文字，如果说他还曾健在20多年，那么与他晚年成果频出的情况极不相符。范氏的误解，在于他把喻氏去王翃家的时间定在《握灵本草》最后完稿时。其实王翃在前面已经写了"凡四易稿"，而给喻氏看的是初稿，离丙申年（1656）不久，在喻氏出版《医门法律》前后，与喻氏卒于80岁左右不矛盾。

喻氏卒于何因，也存有几说。《常熟县志》说是弈棋三昼夜后"敛子而卒"。《江西通志》载："年八十预知时至，论坐而化。"《江城旧事·耻夫纪闻》载："新建喻嘉言殁于钱牧斋家，牧斋以为坐化龛奉之。"

3种说法都指出喻嘉言死得很突然，与他的中风病史相契合。三者之中，又以卒于下棋时更为可信。因为经过极度的精神集中和兴奋后突然松弛下来，容易引起中风复发，而《常熟县志》的记载也是在这3部书中更易使人相信的一种。

四、史书中的喻嘉言传记

1.《清史稿·喻昌传》

喻昌，字嘉言，江西新建人。幼能文，不羁，与陈际泰游。明崇祯中（1628～1644年），以副榜贡生入都，上书言事。寻诏征，不就，往来靖安间，披鬄为僧，复蓄发游江南。顺治中（1644～1661），侨居常熟，以医名，治疗多奇中。才辩纵横，不可一世。著《伤寒尚论篇》，谓林亿、成无己过于尊信王叔和，惟方有执作《条辨》，削去叔和序列，得尊经之旨；而犹有未达者，重为编订。其渊源虽出方氏，但多各抒己见。惟《温热论》中，以温药治温病，后尤怡、陆懋修并著论非之。

又著《医门法律》，取风、寒、暑、湿、燥、火六气及诸杂症，分门著论。次法，次律。法者，治疗之术，运用之机；律者，明著医之所以失，而判定其罪，如折狱然。昌此书，专为庸医误人而作，分别疑似，使临诊者不敢轻尝，有功医术。

后附《寓意草》，皆其所治医案。凡诊病，先议病，后用药。又与门人定议病之式，至详审。所载治验，反复推论，务阐审证用药之所以然，异于诸家医案但泛言某病用某药愈者，并为世所取法。

昌通禅理，其医往往出于妙悟。《尚论后篇》及《医门法律》，年七十后始成。昌既久居江南，从学者甚多。

2.《江南通志·喻昌传》

喻昌，字嘉言，江西人，前明贡士。顺治初，侨居常熟。少遇异人，授内养法，终身不卧，倦则依蒲团小憩。精于医，著《医门法律》。

3.《江西通志·喻昌传》

喻昌，字嘉言，新建人。自幼读书，多诡异之迹。中崇祯庚午副榜。寻诏徵，力辞不就，披鬄为僧，复蓄发，游三吴，侨居常熟，以医名于世，治疗多奇中。著《医门法律》《尚论篇》《寓意草》，虞山钱谦益序之。年八十，预知时至，论坐而化。昌无后，其甥负遗骸归。过左蠡，舟遭风浪，首尾尽毁折，独骸龛一舱无恙，屹然湖中。

后寄于靖安萧寺。有盗其旁铜环者，立中癫毙。今遗骸尚不坏，郡人募立祠祀之，布政使李蘭有题词。

4.《南昌府志·喻昌传》

喻昌，字嘉言，新建人。自幼读书，多诡异之迹。中崇祯庚午（1630）副榜，寻诏徵，力辞不就。游三吴，侨居常熟，以医名，治疗多奇中。所著有《医门法律》《尚论篇》《寓意草》。年八十，预知时至，坐论而化。遗骸归，过左蠡，舟毁，独骸龛一舱，屹然湖中。郡人立祠祀之。

5.《新建县志·喻昌传》

喻昌，字嘉言，选贡生，与临川陈际泰友善，中崇祯庚午（1630）副榜。入京以书生上书，愤欲有为，卒无所就。顺治初（1644～1661），寻诏徵，力辞不就，佯狂披累。复蓄发，游三吴，侨居常熟。钱谦益赠诗，以汉高获为比。借医名于世，治疗多奇中。所著有《医门法律》《尚论篇》《寓意草》等书行世（《常熟志》《江西通志》）。

按《常熟志》：昌好弈，奔品居二三手，达且不倦。年八十余，与国手李元兆对弈三屆夜，敛子而卒。《省志》云：昌无后，其甥负遗骸归，过左蠡，舟遭风浪，首尾尽毁折，独骸龛一舱无恙，屹然湖中。后寄靖安萧寺，有盗其旁铜环者，立中疯毙。今遗骸尚不坏。《绎堂杂识》云："诸生曹必聘，与众医异昌遗骸，瘗于城南百福寺旁，塑像寺中。《省志》以昌列入《方伎》。然观上书辞徵，立志不俗，使展其所蕴，必不仅为良医也。夫敬置之《高士传》，闻风如见其人。"

6.《靖安县志·喻昌传》

喻昌，字嘉言，新建人，明季副贡。学博才宏，隐于医。其女兄嫁邑之舒氏，故居靖安最久。治疗多奇中，户外之履常满焉，后侨寓吴中卒。无嗣，其甥负遗骸归。

舟过左蠡，遭风浪，首尾尽折，独骸龛一舱无恙。厝于邑中一萧寺。有盗其旁铜环者，立毙。法身久而不坏，郡人迎归，祠之。所著医书遗稿，多藏于其甥家，甥族人斯侒补刻其《伤寒后论》，熊进士铨为序而行之。

7.《常熟县志·喻昌传》

喻昌，字嘉言，选贡生。本江西人，与陈际泰为友。崇祯中（1628～1644）入京，以书生上书，愤欲有为，卒无所就。顺治初，钱宗伯谦益重其术，邀至邑中，赠诗以汉高获为比。少得疾，遇异人授内养法而愈，遂终身不卧，倦则倚蒲团小憩而已。明禅理，精医药，所至活人。又好弈，弈品居二三手，达旦不倦。年八十余，与国手李元兆对弈三昼夜，敛子而卒。所著有《尚论篇》《医门法律》《寓意草》等书行世。

喻嘉言轶事传闻

一、不为良相，便为良医

喻嘉言自小聪明好学，博览群书，通晓经史诸子百家之学，也写得一手好文章。明崇祯三年（1630）在南昌应江西乡试，考中副榜，进入国子监学习。

在此期间，他的家乡新建县朱坊喻家村，为他在喻氏云谷精舍边竖了一根旗杆，一是祝贺喻氏出了这样的人才，二是勉励喻嘉言发奋努力，考取功名，报效国家，光宗耀祖。

但是事与愿违，喻嘉言在京会试中落第。他不甘心，又以"万言书"的形式上书朝廷，要求"修整法治"，陈述安邦治国之道，但是此时的崇祯皇帝无心理睬他的政治主张。他怀才不遇，郁郁不乐，在京待了几年后便回到了故乡。

据说喻嘉言父亲是药铺掌柜，受其影响和启蒙，喻嘉言自小就识得不少中草药，懂得常见药物的药性药效及配方。

时逢清军入关，改朝换代，他的从政愿望和志向彻底化成泡影。从此，每当看见村里为他栽下的旗杆石时，心里很不是滋味，几次要把它砍掉，怎奈父老乡亲说什么也不准，执意要保存下去，甚至骂他自私：你仕途失意不得志，难道就不可以勉励后人吗？有一段时间，村子里暴发流感，而且特别严重。诊治流感对喻嘉言来说，算是小菜一碟。他给所有患者配好药方后，略施小计，想用善意的谎言把那碍眼的旗杆处理掉。于是他对众人说："这种药用一般的柴火煎会走掉药性，除非用种特殊的木柴。"众人问道："什么特殊木柴？"喻嘉言神秘兮兮地说："无根树。"众人困惑起来，这世上只有"无花果"，没听说还有"无根树"，树没有根怎么存活？喻嘉言笑道："有的，有的，我们村里就有。它顶天立地，日晒夜露，含自然之灵气，蕴雨露之精华。"众人好一阵猜，最后才明白过来，他指的是旗杆。大家将信将疑，七手八脚地把旗杆弄倒了，然后你剁一段，我砍一截，很快把旗杆分个精光，各自回家煎药。

事后，喻嘉言道："砍断旗杆，是表明我的心迹：'不为良相，便为良医。'"从此，他潜心研究医理医学，行医四方，解除了无数患者的痛苦。

二、湖口糊口

明末清初，兵荒马乱，民不聊生，老百姓生活穷困潦倒，喻嘉言家也不例外。虽然他懂医道，但找他看病的人少之又少，一是因为大家没有钱，二是当时人们信巫术、求净水成风，喻家自然门庭冷落。

喻嘉言心里闷得慌，想出门透透气，因为家乡石岗朱坊村距石埠梦山不远，于是就来到梦山游玩散心。梦山寺一位老僧人也懂得一些医道，颇有兴趣地与他切磋医艺，并热情地挽留他在梦山寺住了一晚。

喻嘉言当晚做了个奇怪的梦，梦见自己的嘴巴被一张膏药紧紧地糊住，闷得他透不过气来，醒来不经意地告诉了老僧人。老僧人是解梦的高手，笑着对他说："膏药糊口，而糊口与湖口谐音，看样子你只有去本省湖口县行医，才会养家糊口，甚至一举成名。"喻嘉言虽然不迷信，但湖口是个名镇，位于长江中下游段交界点，也是扬子江上的重要口岸，车水马龙，水陆交通方便。不久，他就真的打点行装来到江西湖口县城，在街上租赁了一个小店，门口挂起了"医"字招牌。

喻嘉言诊病，一般常见病往往用的是自家采制的中草药，这得罪了街道对面的一家中药铺老板，凡是喻嘉言开的处方，一概不予理睬，患者只得舍近求远去别处抓药，两家本属半个同行，结果成了冤家。试想，喻嘉言的处方抓不到药，任凭医术再高明又有何用；再说，万一缺德的药铺老板有意毁坏喻嘉言的名声，故意抓错药，甚至抓毒药，那最倒霉的不就是患者。这样一来，登门求医的人越来越少，由于收入微薄，有时甚至连诊所的租金都付不起，喻嘉言叹息道："湖口湖口，看样子难以糊口啊！"

药铺老板突然得了一种怪病，一会儿咳嗽，一会儿打喷嚏，50多岁的人，竟然像个三岁小孩那样滴鼻涕，嘴中流涎。问他哪里不舒服，一会儿指头，一会儿指脚，一会儿指腹部。远近医生踏破了门槛，病情总是不见好转。无奈之下，只好厚着脸皮求喻嘉言医治。喻嘉言不计前嫌，上门诊治，通过望、闻、问、切，并且仔细了解和盘问他的生活习性，最后笑着说："你得的是一种职业病。"

"职业病？"药铺老板一听，顿时产生了误解，所谓"职业病"，就是骂他"职业道德有问题"，看来这喻嘉言还是对他心怀怨恨，讽刺他不给他的患者抓药，丧失职业道德。药铺老板把脸一沉："既然喻先生对那事耿耿于怀，那我也无话可说，只好听天由命吧！"说完挥手下逐客令："不送。"喻嘉言知道他误会了自己，急忙解释道："我说的职业病，是因为你有个习惯，店里每进一种药物，你总是习惯地靠近用鼻子闻一闻，长年累月，就中了药毒。"

药铺老板一听，恍然大悟，心服口服，连连向喻嘉言赔礼道歉，求他好生诊治。喻嘉言笑道："无须诊治，送你一句话即可。"

中药铺老板不解地问："送我一句话？"

喻嘉言道："一是你要改变生活习性，今后不要随便闻药味；二是每天用甘草煎水当茶喝，数月后，病证自然消失。"

药铺老板喜出望外，乐得向喻嘉言鞠了一躬："照办。"

喻嘉言一句话，果然治好了药铺老板的怪病。自此以后，药铺老板对喻嘉言是毕恭毕敬，喻嘉言在湖口也渐渐有了声望，登门求医的人明显多了起来，一家温饱总算不成问题。

三、死马当着活马医

江西新建县某村有个族长，年过花甲，德高望重，在村子里几乎是说一不二，呼风唤雨。凡是村里的大事、村民的家事，甚至邻里之间的纠纷，只要他出面，没有摆不平的事，没有解决不了的问题。所以，人们都很依赖和尊重他。

但是，身子骨一向硬朗的族长突然面容憔悴，四肢无力，整个人也消瘦了。他只顾蒙头大睡，凡事不问，家人和村民都急得团团转。江湖郎中来了一伙，走了一群，病情总是不见好转。

村民赶了一百多里路，从石岗朱坊村请来了喻嘉言。喻嘉言一搭脉，却苦笑地摇了摇头。

俗话说：医生摇头，不是好事。这可把众人吓坏了，以为患者得的是绝症，伤心之余，苦苦求他全力救治。

喻嘉言像是卖关子，说："救是可以救，就是有点麻烦。"

众人困惑不解，是不是这喻先生索要高额诊费，便承诺他说：

"只要能医好族长的病，不管花多少钱，哪怕是全村人集资，也要凑齐医酬。"

喻嘉言使着眼色，示意众人出门，耳语嘱咐了一番，又走进病房，对患者说："你年纪也有一大把了，真的舍得花大钱治病吗？"

族长一听此话心里很不舒服，但求生的欲望迫使他忍气吞声，连连答道："舍得！舍得！花多少钱都舍得。"

喻嘉言又出言不逊："你虽然舍得花钱，但我却没有十分把握。"

族长央求道："久仰先生大名，有劳尽力而为。"

谁知这喻嘉言嘴一张，又蹦出一句"雷"人的话来："既然如此，那我就死马当着活马医吧！"

一听此言，族长再也忍不下去，勃然大怒，破口大骂："滚出去！"

吓得喻嘉言连连后退。

"死马当着活马医"这句话，任何患者都不爱听，而偏偏这位族长一不姓张，二不姓李，恰恰姓马，他想自己作为一族之长，德高望重，竟然被人比着"死马"，是可忍，孰不可忍。当时他脸色煞白，全身颤抖，气得连胡须也翘了起来。他一骨碌翻身起床，指着喻嘉言，大吼一声，顿时吐出一口血团，又昏厥于床头。

喻嘉言二话没说，留下一张滋补养神的处方，背起药箱夺门而去。

几天后，族长的病奇迹般地痊愈了。原来他胸腔堵了一团瘀血，经喻嘉言这么一激怒就完全排除出来了，气血畅通了，症状也就自然消失了。

这究竟是什么病，为什么要这般医治？只有喻嘉言才知道。

四、急诊"责任状"

喻嘉言不但医术高明，医德更为世人所崇尚。有一位姓黄的患者得了伤寒，病情十分严重。病因何而起？患者有点难以启齿，原来他因房事过于劳累患上了外感，开始几天倒也不在意，认为这类病不需要服药，过几天自然会不医自愈。谁知十几天过去了，症状越发加剧，只见他全身发冷，手脚冰凉，整个身子就像筛糠似地颤抖，卧床不起并呻吟不止。

家人心急如焚，慌忙请来了喻嘉言，待他赶到患者家时，看见一位老医生已经给患者开了处方，正准备煎药呢！喻嘉言细心一看，发现竟是一些姜、附之类的温热之药。他在惊骇之余，急忙给患者把脉，连连指责老医生用反了药性。老医生不服，自信地说："他得的是'夹色伤寒'，自然需要温阳滋补。"

喻嘉言正色道："此病特殊，患者不需要补，而需要泻。"

老中医争辩道："不对，应该是补，不是泻。"

患者黄先生也觉得老中医说得有道理，他的妻子更是赞同给老公滋补滋补。家人都不太理睬喻嘉言，甚至认为他是"同行相轻"。

事情到了这份上，要是换上别人早就提药箱走人，但喻嘉言是何许人也，他心胸宽广，慈悲为怀（他曾经出家当过僧人）。他曾说过："不为良相，便为良医。"既然要做个良医，就要把救治患者的生命当作自己的天职，面临这位患者即将服用错药而危及生命，作为医生，他怎么能袖手旁观？人命关天，自己必须当仁不让。

想到这里，他指着老中医，把桌子一拍："药一入口，出生入死，你敢不敢跟我签生死责任状？"

老中医一怔，问道："什么叫生死责任状？"喻嘉言正色道："谁把患者医死，谁就陪他上路。"

老中医听后，支支吾吾地说："荒唐！我专治伤寒30多年，从来没听说过要立什么责任状！"

喻嘉言一本正经地说："你不敢立，我敢。"喻嘉言转身对黄先生家人大声说道："把文房四宝取来。"

患者和家人见状，心里嘀咕，既然老中医不敢签约，说明他对治病没有十分把握，而人家喻嘉言信誓旦旦，证明他胸有成竹。于是一家人赔着笑脸，恳请喻先生放心诊断。就这样，经过他对症用药，患者的病情立竿见影，10多天后痊愈。

事后，喻嘉言徒弟不解地问师傅："那黄先生明明患的是夹色伤寒，属于阴证，连手脚都冰凉了，为什么不用大热之药回阳，反而用泻药呢？"

喻嘉言耐心地向学生解释和讲授药理，最后说："患者因房事而患上伤寒，虽然手脚冰凉，但体里有一团邪火燃烧着。如果用热药回阳，无疑是火上浇油，这不是加速患者的死亡吗？反之我用泻药，就是要让邪热外排，邪气外透啊！"

五、戴花姑娘

喻嘉言频繁往来于南昌、新建、靖安、常熟等地行医，所到之处深受患者的信任和爱戴。他的足迹是平安的印证，他的笑语是健康的福音。

据《靖安县志》记载，他在靖安待的时间最长。因为他有一个姐姐嫁在靖安，一是有个落脚的地方，姐弟之间相互有个照应；二是靖安这地方民风淳朴，环境幽雅，让他行医有个好的心境。

一日，他从水路由南昌赶往靖安行医。水波悠悠的小河，载着喻嘉言的小船徐徐前行。当小船经过一个傍水村庄时，发现有个少女正在洗衣裳。他注视片刻，突然惊叫了一声。随行的青年船工不解地问道："先生，人家小姑娘洗衣裳，你惊叫什么？"

喻嘉言叹息道："不好！这小女孩戴花了！戴花了！"船工定睛一看，果见少女头上插了几朵野花，船工更是困惑不解，回头问道："先生云游四方，见多识广，人家小姑娘爱美，头上戴朵花是很正常的事，这有什么值得大惊小怪呢？"

喻嘉言笑而不答，对船工说："你先不要问那么多，听我吩咐，把船靠岸，然后你悄悄绕到小女孩背后，一把将她抱住，任凭她叫唤，不得松手。"船工连连摇头："使不得，使不得，叫人看见，我跳进黄河也洗不清，不是拐卖也是调戏小姑娘。"

喻嘉言正色道："有什么事我兜着，你只管照办就是。"

船工无奈，只好把小船靠岸，趁小姑娘不注意，真的双臂一伸，拦腰将她紧紧抱住，吓得她浑身哆嗦，冷汗如雨，一边使劲挣扎一边大声呼喊："救命！救命啊！"

很快，村里人闻声赶来，众人见状，怒声呵斥，哪里来的野小子，光天化日之下，竟敢调戏小姑娘。只见人人咬牙切齿，个个七窍生烟，七手八脚地将船工按倒在地，挥拳就打。

喻嘉言慌忙上前劝阻："乡亲们息怒！息怒！是我吩咐他这样做的。"随即作了一番自我介绍，人群中也有人认出喻嘉言，这才暂息风波，放过了船工。

喻嘉言指着小女孩，一本正经地说："我见她在河边洗衣服，其举动与姿势很不寻常，就知道她重病在身，若再耽搁治疗，恐怕小命难保。"

女孩的父亲余怒未消，大声喝道："胡说！我女儿活蹦乱跳，吃得好，睡得香，哪有什么重病？"

女孩母亲说："就算我女儿生病，你要医治就医治，干吗要叫人抱住她？"

喻嘉言反问道："请问二位，令爱芳龄几何？可曾出过痘疹？"女孩父母连连摇头："没有！没有！她虽然十几岁了，连个痱子、疖子都没有出过。"

喻嘉言正色道："问题就出在这里，实话相告，令爱得了闷痘症，几乎是一种绝症，此病一旦发作，九死一生。"

谁都知道，痘疹本来就难医治，而"闷痘"就更难上加难了。女孩父母听后，吓得魂不附体，双膝跪地，苦苦哀求喻先生全力救治，说夫妻俩只有这么一个宝贝女儿。

喻嘉言安慰地说："不怕！不怕！我已经给她开了一帖'发药'，那闷在体内的火毒很快就会迸发出来。"

众人不解地问："已经给她开了发药？药在哪？她吃了没有？"喻嘉言哈哈大笑："刚才我让船工抱住她，就是要让她一惊一吓，引出肝火，'闷痘'就闷不住了。"说着，又开出几道其他配套药方，递给女孩父母，细心叮嘱了一番，告辞上船。

几天后，村里传来消息，小姑娘果然全身出透了痘疹，病情痊愈。后来那位挨过打的青年船工委屈地问他道："先生，当时你说那姑娘戴花了，难道这打扮与患病也有关系吗？"

喻嘉言纵声大笑道："傻小子！我说的'花'是指暗红色的'痘花'，我们新建民间方言，'戴花'就是指'得了痘花'啊！"

六、起死回生

当年，在南昌进贤门外有不少寺庙，根据当地丧葬习俗，出殡前须将装有遗体的棺材在寺庙内停放一段时间，为死者超度亡灵。

一日，喻嘉言外出行医，路过进贤门附近，只见从寺庙内抬出一具棺材，随即亲属的哭声骤起，送葬的队伍紧随其后，悲悲切切，吹吹打打，缓缓地向墓地走去。喻嘉言正欲绕道而行，突然发现棺材一角渗漏几滴血液出来。待丧葬队伍一过，他蹲下身子仔细观察地上血滴，惊叫一声："人还没死！"于是拔腿追上送葬队伍，吩咐把棺材立即放下来。众人不敢，说是要经死者亲属同意。喻嘉言走近一位哭得死去活来的中年男子问道："人还没死，为何下葬？"

中年男子扶着棺材道："胡说！这是我妻子，因难产而死，已经断气一天一夜了。你凭什么说这种话？"

喻嘉言来不及多解释把棺盖一拍，说："我说没死就没死，赶紧开棺救人。"

中年男子一怔，瞄了喻嘉言一眼，心里嘀咕：如果死人能够复生，当然是千好万好，要是没活过来，看我怎么收拾你。

喻嘉言好像看穿了他的心思，立即发誓："要是人没活过来，你再备一具棺材，把我也装进去，好不好？"

话说到这份儿上，中年男子不得不命人撬开棺盖。喻嘉言探头一看，果真里面躺着一位孕妇，双目紧闭，气息全无。他二话没说，立即取出几根银针扎了起来……奇迹出现了：只见孕妇身子微微一动，竟然呻吟起来。更让人叫绝的是，只听"哇"的一声，一个男婴顺利降生了。

一根银针连救两条生命，可谓今古奇观，众人哗然。中年男子惊喜万状，扑通一声跪在喻嘉言面前，口称神医，千恩万谢不止。

喻嘉言指着地上的血滴对众人说："因为死人的血是紫色的，而活人的血才是鲜红的，所以我断定孕妇只不过是假死而已。"

七、不计恩怨

喻嘉言虽精通医术，但因当地人大凡生病都找巫婆求净水，极少有人登门求医，因此收入微薄，生活十分贫苦。

一年大年夜，偶有一病愈者送给喻嘉言一只公鸡，以表谢意。他当晚把鸡杀了，准备美餐一顿。

忽听屋外一阵喧哗，喻嘉言开门一看，原来是一位妇人气势汹汹，手舞足蹈，咒天骂地，唾沫四溅，手指好像还时不时地指着喻嘉言方向，身后还跟着不少起哄和凑热闹的围观者。

喻嘉言只当是个疯子，不屑一顾地把门一关，转回屋内。但他哪里料到，这一关门不打紧，却无端"关"进一桩祸事来。

原来当地有个土财主，趁年底忙着收租，仓库前谷箩成堆，谷粒撒满地面。他家的一只公鸡啄谷时带翻了空箩，被罩了进去。财主发现少了一只鸡，四处寻找不见，打听到喻嘉言家无鸡却杀鸡，便怀疑是他偷了去。于是打发老婆有意在喻嘉言家附近指桑骂槐，眼见喻嘉言关门闭屋不敢露面，更加认定他是做贼心虚。于是，不分青红皂白，带着一帮打手破门而入，强行端走了香喷喷的熟鸡，还扬言告到官府。喻嘉言有口难辩，只得忍气吞声。

次日早晨，公鸡在箩内鸣啼，财主方弄明白是自己冤枉了喻嘉言，但他不思其过，将错就错，不肯向喻嘉言赔礼道歉。

就这样，财主白白地讹了喻嘉言一只公鸡。哪知到了第2天，后颈长出了一个大疱块，痛得他像一只硬颈木鸡一样不能动弹。请巫婆来装神弄鬼折腾了一阵子，半点儿都不见效，而且越肿越大了。没有办法，只好找喻嘉言。

看病就要问病因。喻嘉言习惯地问他饮食。这个财主为了保命，只好一五一十把经过说了。病因找到了，原来这位财主本来后颈就有一个绿豆大的小红点，只是吃了这只公鸡以后，迅速发作起来了。

喻嘉言也不计较，对症给这位财主敷了药。

不过几天，财主的疱块消失了。他亲自上门赔了一只鸡，并用红纸包了三两银子，向喻嘉言赔礼道谢。从此以后，这财主就不大敢做亏心事了。

八、患者教医生治病

喻嘉言晚年从新建来到常熟，一边行医，一边著书立说，同时从事教学，传道授业。慕名前来拜师求学的弟子和切磋医术的同行络绎不绝，在他众多的学生中，有一代名医徐忠可、程云来等，著名的哲学家陈瑚也是他的得意门生。

一日授课期间，他对学生说："希望大家发奋努力，学业有成，青出于蓝胜于蓝。"

这时有个学生半认真半开玩笑地说："老师，您是当今圣医，能够学得您一点儿皮毛，已经心满意足，何谈青出于蓝胜于蓝？"

喻嘉言瞪了他一眼："此言差矣！世上无难事，功到自然成。再说，学无止境，山外有山，天外有天，怎么就不能超过我？"那位学生吐了一下舌头，恭维地说："我们要想成为大名医，除非在师傅门下再学几十年，但愿您老人家万寿无疆。"

喻嘉言笑着说："什么万寿无疆？古人云：生老病死，时至则行，如今我年逾古稀，说不定哪一天就倒下了……"

说来也怪，话音刚落，只见喻嘉言身子晃了几下，扑通一声真的倒在地上，当场昏迷过去。

学生们蜂拥而上，呼喊着："师傅醒来，师傅醒来。"待到众人七手八脚地把他抬到床上时，发现他不仅眼光斜视，连嘴唇都歪斜了，人处于半身不遂状态。弟子们知道，师傅因劳累过度，中风了。弟子们围在他身边，手足无措，急得团团直转。一般的轻微中风，他们是可以诊治的，可是师傅的症状十分严重，他们爱莫能助，无能为力。

弟子们商量，一定要千方百计地救活师傅，商量来商量去，总算想出一个办法。待到师傅清醒过来时，他们让他半卧半躺，然后把各种涉及治疗中风的药物一字排列铺在他床前，大声地对师傅说："老师，您听好了，我们只能按照您的示意来给您治疗，该用什么药，该用什么剂量，您就用眼神或动作，指教我们吧！"

本来，学生们打算把各种药名报给师傅听，怎奈他双耳本来就不好使，加上这一病几乎聋聩。但学生们的一番话，不知是他真的听见还是心里揣测到了，只见他鼻孔吃力地哼了一声，对弟子的建议表示赞同和配合。于是，师徒之间就一"问"一"答"地交流起来。

所谓"问"，就是学生用手指撮一点药物，给他看上一眼，又靠近他鼻孔，让他闻一闻药味药性。

所谓"答"，就是喻嘉言吃力地运用眼睛示意，闭眼表示否认，瞪眼表示肯定，至于用药的剂量，他就用眨眼的形式和次数示意学生。有时某种稀有又必须服用的药物，学生没有列出来自然也没有"问"他，喻嘉言就吃力地比画着手势，像出哑谜一样，让学生直到找到他所需要的药物为止。就这样，一场特殊的临床诊治展开了。"心有灵犀一点通"，师徒之间配合得十分默契。

通过弟子们的悉心照料和对症下药，数月后，喻嘉言的病情明显好转起来。待到他基本能够开口说话的时候，学生们如释重负，长长地舒了口气，因为不再存在"示意"的麻烦，师傅可以直接吩咐学生配处方，煎中药。不出一年，他的身体完全康复了。如此自病自医，患者指教医生，竟然攻克顽症堡垒，这实属罕见。

他的眼睛恢复了正视，而学生们的眼睛却熬红了；他的嘴角不歪斜了，而学生们却乐得歪了嘴。喻嘉言对学生们夜以继日的照料十分感动，多次流下热泪。学生们对他说："您没有儿子，我们就是您的亲人。一日为师，终身为父啊！"从此，喻嘉言更加把教学的分量看得比生命还重。

九、心病不用心药治

有一位告老还乡的京官，不知什么原因，总像一个未出阁的小姐一样，大门不出，二门不迈，整天把自己关在屋子里，唉声叹气，无病呻吟。久而久之，没有病也真的憋出病来：无精打采，茶饭不思。

家人四处求医，病情依旧不见好转。俗话说：是药三分毒，能不吃尽量不吃。他一气之下，把熬药的罐子摔得粉碎，并发誓：生死由命，从此不再看病吃药。

他的好友钱谦益见状后，严肃地对他说："有一个人，你必须得请他医治，否则你只有等死。"钱谦益说的这个人，就是由南昌来常熟行医的喻嘉言。

喻嘉言也怪，进门后瞄了患者几眼，一不问诊，二不把脉，却一个劲儿地跟京官家人唠家常，还不时地向陪伴在一旁的钱谦益问这问那，甚至谈笑风生。患者十分反感，心想：我本来就不想看病吃药，只是碍于钱谦益的面子，想不到此人徒有虚名，不像是来看病的，倒像是来家里做客的，于是没好气地对他说："先生想聊天，请找别人家去，我们没有这闲情逸致。"

喻嘉言见主人家下逐客令了，不但不介意，反而赔着笑脸说：

"放心！我虽然给你看病，但决不让你吃药。"

"针灸？""不是！"

"推拿？""非也！"

"行巫术、跳大神？""道不同，不相为谋！"

喻嘉言认真地说，"你得的是一种不死不活的慢性病。"说着开出一张处方，"我保你药到病除。"

"药到病除？"京官不听则罢，一听勃然大怒，把桌子一拍，"你出尔反尔，刚才你不是说不给我吃药吗？"

喻嘉言笑道："你自己不愿意吃药，但可以叫人代劳呀！"

京官糊涂了："代劳？什么意思？"

喻嘉言一本正经地说："就是让别人代你吃药。"

京官听后哈哈大笑："我看真正有病的是你喻先生，这世上只有代人办事，哪有代人吃药的道理？你这不是糊弄老夫吗？"

喻嘉言正欲分辩，钱谦益忙上前解围："怪病怪医是他的绝活，你就信他这一回吧。"喻嘉言神秘地把京官夫人拉开一旁，把处方交给她，耳语道："此药就请夫人代吃，不出一年，保你丈夫病愈。否则，就把我送衙门见官，告辞！"说罢，背起药箱，头也不回地走出门去。

京官夫人暗想，听说这喻嘉言医术高明，医德又很好，否则，大名鼎鼎的钱谦益也不会推荐他。俗话说：没有金刚钻，怎敢揽瓷器活？既然他口气那么强硬，想必有一定的把握。只要丈夫的病有希望好起来，莫说让她代吃药，就是让她跳火坑也心甘情愿。就这样，她瞒着丈夫，遵医嘱按时按量吃药。说也奇怪，半年之后，竟把她肚子吃大了，原来她怀了初孕。

原来这京官有一块心病，那就是夫人长年不孕。俗话说：不孝有三，无后为大。因为膝下无子女，长年的愁绪和郁闷导致他精神恍惚，身心欠佳，食不甘味，卧不安寝，久而久之，连他自己也不知得了什么病。如今，眼见妻子有了身孕，他又惊又喜，向夫人盘问底细，这才猜出喻嘉言是用心良苦，巧治不孕症。

喻嘉言之所以不明言，一是怕触及患者的痛处，反而使病情加重。所谓"心病要用心药治"在这里行不通，"心病"也要用真药。只不过，这真药由人代服而已。二是怕伤及夫人的自尊心，反而不会配合他治疗。

人逢喜事精神爽，京官的病情很快就痊愈了。他带着家人，包着酬金，欢欢喜喜、敲锣打鼓地来到喻嘉言家道谢。

十、"无药可救"，病痊愈

喻嘉言在常熟这个好友钱谦益，是我国明末清初有名的学者和文学家，喻嘉言晚年从南昌迁至常熟定居行医，就得到他的引荐和帮助。

有一天，钱谦益应亲戚之邀赴宴，因为多喝了几杯酒，于是坐着轿子赶回家。不料途经一座名为"迎恩桥"的拱桥时，轿夫一不留神，被石头绊了一跤，摔个人仰轿翻。而钱谦益更惨，一个倒栽葱跌了下来，鼻青脸肿受点外伤倒也不算什么，问题是伤到了内脏，他从此得了一种怪病，头抬不起来，而双眼却朝上，怪模怪样，既难看又痛苦。至于打针吃药、推拿按摩，一切都无济于事。这样子，别说著书写作，就是行路吃饭都成了问题。于是请来喻嘉言诊治，并将患病的前因后果告诉了他。因为两人是朋友关系，喻嘉言半认真半开玩笑地说："此病无药可救。"一句话，吓得钱谦益满脸煞白。喻嘉言连连安慰他："不用怕，不用怕，我的原话是：此病无药，可救！"钱谦益这才松了口气。

喻嘉言吩咐请来8个年轻力壮的小伙子，吃饱喝足后，安排他们分别站立在院子里的四个角落，先命两人不由分说地挟起钱谦益就跑，沿着院墙四周，自东到西、自南至北地转起圈。前两位年轻人跑累了，就换上另外两位继续。

如此反复，可怜的钱谦益像接力棒一样，在8个后生手中轮番传递。就这样，跑了一圈又一圈，过了很久，几个年轻人都累得够呛，何况有病在身的钱谦益。只见他大汗淋漓，气喘吁吁，弄得狼狈不堪，他口中念念有词地直骂喻嘉言。不知过了多久，喻嘉言才一声呐喊："停。"奇迹出现了，只见年轻人一个个累得蹲伏的蹲伏，趴倒的趴倒，而钱谦益反而稳稳地原地不动。经过这么一折腾，他顿感心平气顺，浑身轻松，更为惊奇的是，头也抬起来了，眼睛也恢复了正视。钱谦益心里乐开了花，一旁凑热闹的观众和医生赞不绝口，啧啧称奇。

有人问起喻嘉言，为何采取这种治疗方法。他说："患者跌出轿外，一头顶在地上，致使肝部受挫，肝气上逆，因为肝开窍于目，所以导致两眼上翻，如今通过这么奔跑，把肝气理顺了，木气舒展了，气不上逆，所以症状自然会消失。"自此以后，人们更是叹服和敬佩他医术精湛，一致管他叫"圣医"，名传至今。

十一、人生如棋，局终人逝

喻嘉言是新建县石岗朱坊村喻家人。他曾多次改姓，隐蔽身份，出家当过僧人，后又潜心研究医理医学，晚年出游江浙一带，最后在江苏常熟定居行医。他的一生跌宕起伏，有坎坷也有坦途，有失败也有成功，人生如棋，变幻莫测。

说起人生如棋，他还真的酷爱下围棋，而且棋艺非同一般，与其医术一样地高超和精湛，然而，山外有山，天外有天，当地有个围棋高手李元兆，慕名要与喻嘉言对弈竞技。在钱谦益夫妇的主持下，二人展开了一场"殊死搏斗"。李元兆执黑子，喻嘉言执白子，只见方寸之间，刀光剑影；黑白二色，神出鬼没。双方杀得难分难解。

时值深夜子时，眼看喻嘉言棋局略占上风和优势，忽然一个农夫推门而进，气喘吁吁地请求喻嘉言出诊，说是他父亲月夜在田间捉黄鳝，倒霉的是，误把毒蛇当黄鳝，手臂被它咬了一口，胳膊肿得比大腿还粗。

喻嘉言背起药箱，对李元兆吼道："稍等！别动棋子。"说着随农夫而去。李元兆苦苦等他几个时辰，笑着对"裁判"钱谦益吟诗道："有约不来过夜半，闲敲棋子落灯花。"

就在二人准备起身就寝时，房门一开，喻嘉言笑吟吟地回来了。二人问道："你是圣医，想必伤者无碍吧！"喻嘉言棋兴未尽，说声："没事，我们接着下！"于是，棋赛又继续进行。

杀至五更鸡鸣，突然又一中年妇女哭哭啼啼闯进门来，告诉喻嘉言，她丈夫莫名其妙地来了"月经"。李元兆哭笑不得地说："胡扯！男人怎么会有月经？"中年妇女急辩："我没撒谎，反正他的下身正流血呢！"喻嘉言二话没说，背起药箱就随她而去。

待他诊完病回来时，已是晌午时分，问他患者病情如何，他说："没事，尿道结石，一粒结石排入尿道，戳破皮肉所致，镊出后其血即止。"就这样，二位围棋高手，下一阵停一阵，停一阵又下一阵，一盘棋竟下了三天三夜。就在局终收子时，突然天色骤变，乌云翻滚，一声炸雷惊天动地，连桌上的几枚棋子都震落在地。喻嘉言坐在凳上，俯身欲捡棋子，但他却再也没有伸直腰来。千呼万唤，没有回应。

　　他终因年岁过大，疲劳过度，猝然而逝，终年八十一岁。有人说，他是半路出家当和尚，后又云游四方，所以圆寂时落个"半坐化"。

　　常熟人民十分仰慕他，曾一度将其肉身作为神像祀奉。后来被他在江西靖安的外甥扶柩而归，再后来移葬于南昌的百福寺，最后又移葬于徐孺子墓侧。如今，喻嘉言新墓位于新建县西山万寿宫之西，供世人瞻仰。

参考文献

［1］陈熠.喻嘉言医学全书［M］.北京：中国中医药出版社，
2015.

［2］喻嘉言.医门法律［M］.北京：中医古籍出版社，2002.

［3］喻嘉言.寓医草［M］.上海：浦江教育出版社，2013.

［4］牛兵占，肖正权.黄帝内经素问译注［M］.北京：中医古籍
出版社，2003.

［5］河北医学院校释.灵枢经校释（上册）［M］.北京：人民卫生
出版社，1982.

［6］邢玉瑞.黄帝内经理论与方法论［M］.西安：陕西科学技术
出版社，2004.

［7］史翔.百病食疗大全［M］.北京：北京联合出版公司，2016.

［8］慈艳丽.九种体质养生全书［M］.北京：北京联合出版公司
出版，2015.

［9］秋雨.针灸、按摩、拔罐、刮痧特效疗法［M］.北京：中国
画报出版社，2014.

［10］王福.按摩、刮痧、拔罐、艾灸、敷贴一本全［M］.福州：
福建科学技术出版社，2012.

［11］宋全林.图解养生茶［M］.北京：中医古籍出版社，2016.

［12］焦明耀，李菲.图解药膳养生大全［M］.北京：中医古籍出版社，2018.

［13］于观亭.健康茶饮养生茶疗大全集［M］.北京：科学技术文献出版社，2012.

［14］孙涛，何清湖.中医治未病［M］.北京：中国中医药出版社出版，2016.

［15］王宝林.中医特效处方集（2）［M］.北京：中医古籍出版社，2019.

［16］王宏才.图解人体经络穴位养生大全［M］.上海：上海科学普及出版社，2012.

［17］曾志毅.南昌新建县历史人物选［M］.江西教育出版社，曾志毅2012.

［18］李云，袁展群.中医补阴集成［M］.南昌：江西科学技术出版社，2002.

［19］钟新渊.寓意草评注［M］.上海：上海科学技术出版社，1988.

［20］田代华.黄帝内经素问［M］.北京：人民卫生出版社，2005.

后　　记

　　《黄帝内经》云："正气存内，邪不可干。"中医药的养生理念在日常生活中具有非凡的价值，圣医喻嘉言的医学思想中蕴含众多养生方法，对健康中国建设具有重要的现实意义。

　　中国经济正快速发展，加之近几年疫情的反反复复，人们对健康的关注和投入愈发深入。中医养生顺势而为、应时而动，不断融入时代，顺应民心，以人民群众的健康长寿为立足点，为中国乃至全球的健康事业作出了重要贡献。近年来，国家在政策、宣传、人才、资金等方面大力扶持中医保健康养产业，推动中医养生高质量发展，促进中医药养生成为国民维护健康、防病治病的中坚力量。

　　为了弘扬中医传统文化，倡导嘉言精神，推动全民健康建设。《喻嘉言养生法》编委会精诚合作，共创佳作，"以嘉言之法，统养生之方"。我们汇聚众多本土优秀中医界人士，翻阅中医药典籍、喻嘉言论著，集成本书。

　　中医养生学博大精深，养生法的流派众多，各有所长。喻嘉言作为明末清初著名医学家之首，在其相关医学著作中有诸多体现养生理念之处，本书以喻嘉言养生法为核心，勤求古训，兼采众识，去粗取精，结合长期以来的中医养生经验而成此书，旨在从中医养生角度探微喻嘉言中医药理论，把握其中内涵，弘扬中医文化，传承中医精髓，造福百姓。

养生的最高境界就是顺应自然。中医养生内涵极其丰富，《黄帝内经》认为"人以天地之气生，四时之法成"，构成人体的基本物质为精、气、神。所以养生要旨就是"顺四时而适寒暑，和喜怒而安居处，节阴阳而调刚柔"，因人、因地、因时制宜。而协调平衡、均衡适度是中医养生法中最为重要的一个环节。在日常生活中，无论是中老年人还是年轻人，对于健康的追求都是共通的，养生不仅是防患于未然，更是促进健康的基本保障。

《喻嘉言养生法》一书的出版，得益于相关部门和单位的鼎力支持和精心指导！得益于《喻嘉言医学三书》主编、养生专家、江西中医药大学二级教授蒋力生先生，《江南圣医喻嘉言》主编杨建葆教授，江西中医药大学龚丽萍教授、刘春援教授等各位中医专家的精心编写；得益于中国中医药出版社和编委会全体同志的良言建议。

国医大师唐祖宣、国医大师皮持衡、江西省首届国医名师宋南昌为本书的题词，深表感谢！

本书在编写的过程中，对相关专业文献资料有所引用，得到了大家的帮助，在此，向各位前辈和同道表示衷心的感谢！

熊积禄

2024 年 9 月 26 日